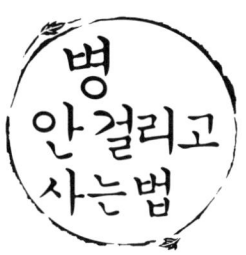

BYOUKI NI NARANAI IKIKATA
by Hiromi Shinya
Copyright ⓒ 2005 by Hiromi Shinya
Original Japanese edition published by SUNMARK PUBLISHING INC.
Korean translation rights arranged with SUNMARK PUBLISHING INC.
through Tony International.

Korean translation copyright ⓒ 2006 by IASO Publishing Co.

이 책의 한국어판 저작권은 토니 인터내셔널을 통해
SUNMARK PUBLISHING INC.와의 독점 계약으로 '도서출판 이아소'에 있습니다.
저작권법에 의해 한국 내에서 보호를 받는 저작물이므로 무단전재와 무단복제를 금합니다.

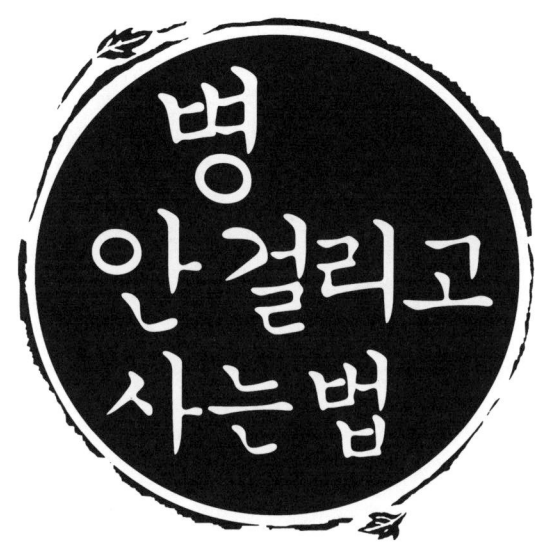

병 안 걸리고 사는 법

신야 히로미 지음
이근아 옮김

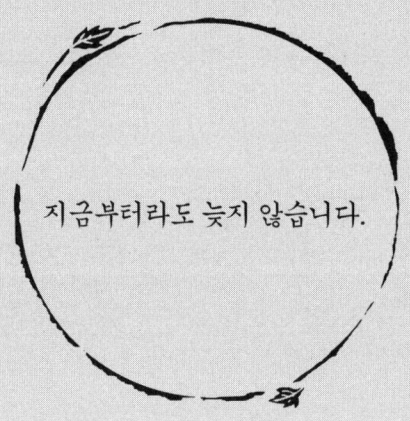

| 프롤로그 |

병에 걸리지 않고
오래 사는 방법이 있다

의사가 되고 45년 동안 저는 한 번도 아파본 적이 없습니다. 열아홉 살 때 독감에 걸린 것이 처음이자 마지막으로 병원 신세를 진 일이었지요.

현재 저는 미국과 일본의 의료현장에서 일하고 있습니다만, 의사는 육체적, 정신적으로 굉장히 힘든 직업입니다. 그럼에도 제가 건강을 유지할 수 있었던 것은 한 가지 건강법을 매일 실천하고 있기 때문입니다.

이 건강법을 직접 실천하고 효과를 실감한 후에는 환자들에게도 권하게 되었습니다. 그 성과는 원래 건강했던 저의 결과를 훨씬 뛰어넘을 만큼 굉장한 것이었습니다. 좀더 구체적으로 말하면, 제가 치료한 암환자의 암 재발률은 0%라고 말할 수 있을 정도입니다.

환자들이 제가 권한 건강법을 이해하고 실천한 덕분에 말입니다.

35년 전 저는 세계 최초로 대장내시경을 사용해 개복 수술을 하지 않고 폴립을 절제하는 데 성공했습니다. 자기자랑으로 들릴지도 모르겠지만 당시로선 획기적인 일이었습니다. 배를 가르지 않고 폴립을 절제할 경우, 수술로 인한 몸의 부담과 위험을 피할 수 있기 때문입니다. 사실 누구라도 배를 가르는 수술은 피하고 싶을 것입니다.

이러한 이유로 당시 **이 기술을 가진 세계에서 단 한 명의 의사**였던 저는 각지에서 열렬한 러브콜을 받게 되었습니다. 잠재적인 환자까지 포함하면 미국 안에서만 천만 명 이상의 사람들이 대장검사가 필요한 상황이었고, "돈이라면 얼마든지 내겠다."는 환자도 있었으니까요.

아무튼 저는 30대의 젊은 나이에 미국 대병원의 외과 위장내시경 부장이 되어 오전에는 대학병원, 오후에는 진료소, 이렇게 아침부터 밤까지 진료에 전념했습니다. **그 결과 위장내시경 외과의사로서 지금까지 약 30만 명 이상의 위장(胃腸, 위와 장을 아울러 이르는 말)을 진찰하게 되었습니다.** 제가 생각해도 놀랄 만한 숫자입니다.

그러다 보니 저의 진료를 받은 환자 중에는 유명인들도 많이 있습니다. 예를 들어 영화배우 더스틴 호프만은 3년마다 한 번씩 저에게 진찰을 받으러 옵니다. 그는 초밥을 무척 좋아하고 부인은 아주 싹싹한 분이지요. 건강을 매우 중요하게 생각하는 더스틴 호프만은 저의 식사건강법을 철저하게 실천하고 있는 사람 중 한 명입니다.

록스타 스팅, 디자이너 베라 왕, 배우 중에는 제니퍼 존스와 케빈 클라인, 고인이 된 록 허드슨 등 일일이 손에 꼽을 수 없을 정도입니다. 레이건 대통령 재임 중에는 그의 의사단에게 여러 가지 조언을 하는, 말하자면 고문의사와 같은 역할도 했었지요.

일본에서도 나카소네 야스히로 전 수상, 하다 쓰토무 전 수상, 호소카와 모리히로 전 수상, 요미우리 신문 회장인 와타나베 쓰네오, 전 프로야구 감독 노무라 가쓰야, 노벨상 수상자인 에사키 레오나, 우시오전기 회장인 우시오 지로, 배우 쓰가와 마사히코와 다케시타 게이코 등 각계각층의 사람들이 저의 식사건강법을 실천한 뒤로 커다란 효과를 보았다고 말합니다.

제가 이렇게 유명인의 이름을 줄줄이 읊은 것은 자랑하기 위해서가 아니라, 다만 제가 이 책에서 소개하려고 하는 건강법에 대해 좀더 많은 분들이 관심을 가지기를 바라는 마음에서입니다.

한편, 30만 명 이상의 위장을 검사해서 얻은 막대한 임상결과에서 저는 한 가지 사실을 발견했습니다. "**건강한 사람의 위장은 아름답고, 건강하지 않은 사람의 위장은 아름답지 않다.**"라는 것입니다. 이러한 위장 속 상태를 저는 '인상(人相)'에 빗대어 '위상(胃相)', '장상(腸相)'이라고 부르고 있습니다.

위상과 장상이 좋은 사람은 심신이 모두 건강하지만, 반대로 위상과 장상이 나쁜 사람은 심신 어딘가에 문제가 있습니다. 즉, 건강한 사람의 위상과 장상은 좋고, 건강하지 않은 사람의 위상과 장상은 나쁘다는 말이지요. 이것은 반대로 말하면 좋은 위상과 장상을 유지하는 것이 건강을 유지하는 비결이라고 할 수 있습니다.

위상·장상에 가장 큰 영향을 미치는 것은 식생활과 생활습관입니다. 이러한 관점에서 환자들에게 식생활과 생활습관에 관한 앙케트를 실시한 적이 있습니다. 그 결과 위상·장상이 좋은 사람과 나쁜 사람의 식사와 생활습관에는 확연한 차이가 있다는 사실이 밝혀졌습니다. 이 책에서 소개하는 내용은 바로 이러한 **많은 환자들의 협력으로 얻게 된 '건강하게 오래 사는 방법**'입니다.

그러면 어떻게 하면 건강하게 오래 살 수 있을까요? 그것은 한마디로 말하면 **'미러클 엔자임'을 소모하지 않는 생활**을 하는 것입니다. '미러클 엔자임'이라는 말이 생소하기 때문에 의문을 가지는 분들이 많을 것입니다. 그도 그럴 것이 그것은 제가 붙인 명칭입니다. '미러클 엔자임'이란 간단히 말해, 인간의 생명활동을 책임지고 있는 5천 종 이상의 '보디 엔자임(체내 효소)'의 원형이 되는 효소입니다.

'엔자임(enzyme : 효소)'은 생물의 세포 내에서 만들어지는 단백질성 촉매를 총칭하는 것으로, 식물이든 동물이든 생명이 있는 곳에는 반드시 엔자임이 존재합니다. 물질의 합성이나 분해, 수송, 배출, 해독, 에너지 공급 등 생명을 유지하기 위해 필요한 활동에는 모두 엔자임이 관여하고 있지요. 엔자임이 없으면 생물은 생명을 유지할 수가 없습니다. 물론 우리 인간의 생명도 수많은 엔자임에 의해 유지되고 있습니다.

인간의 체내에 있는 엔자임은 그 종류가 5천 종 이상이지만, 한 종류의 엔자임은 한 가지 활동밖에 하지 않습니다. 예를 들어 침 속에 포함되어 있는 '아밀라아제'라는 소화효소는 탄수화물에만 반응합니다. 이외의 지방이나 단백질 등의 소화에는 각각 다른 엔자임이 활동하는 것이지요.

각각의 생명체는 이와 같이 생명유지에 필요 불가결한 엔자임을 자신의 세포 속에서 생성하고 있습니다. 우리는 매일 먹는 음식물을 통해 필요한 엔자임을 체내에서 만들고 있지요.

그런데 이렇게 많은 종류의 엔자임이 필요에 의해 체내에서 생성된다고는 하지만, 그것이 세포 속에서 어떤 과정을 통해 생성되는지는 아직까지 명확하게 밝혀지지 않았습니다. 여기서 말하는 '미러클 엔자임'은 필요에 의해 특정 엔자임으로 만들어지기 전의 것으로, 어떠한 엔자임도 될 수 있는 가능성을 가진 원형 엔자임입니다.

제가 이러한 원형 엔자임의 존재를 주목하게 된 계기는 특정한 장소에서 특정한 엔자임이 대량으로 소비되면, 몸의 다른 부분에서 필요한 엔자임이 부족해진다는 사실을 발견했기 때문입니다. 예를 들어, 술을 많이 마신 뒤 간장에서 알코올 분해 엔자임이 대량으로 사용되면, 위장에서 소화흡수에 필요한 엔자임이 부족해집니다.

이러한 사실에서 엔자임이라는 것은 수천 종류가 각각 정해진 수만큼 만들어지는 것이 아니라, 원형이 되는 엔자임이 먼저 만들어지고 난 다음 필요에 의해 변환되어 필요한 장소에서 사용되는 것이 아닌가라고 생각하게 된 것입니다.

현재 엔자임은 건강을 관장하는 열쇠로서 세계적으로 주목을 받으며 연구가 진행되고 있지만, 아직까지 밝혀지지 않은 것이 너무나 많습니다. 미국에서 효소 연구의 제1인자로 알려진 에드워드 하웰 박사는 생물이 일생 동안 만들 수 있는 엔자임의 총량은 정해져 있다는 흥미로운 가설을 내놓았습니다. 이 일정량의 보디 엔자임을 하웰 박사는 '잠재 효소'라고 부르고 있습니다. 그리고 이 잠재 효소를 모두 사용했을 때 그 생명체의 수명도 다한다는 것입니다.

하웰 박사의 이러한 가설은 저의 미러클 엔자임설과도 가까운 것으로, 연구가 좀더 진행되면 '미러클 엔자임'의 존재가 입증되리라 기대하고 있습니다. 하지만 여전히 엔자임 연구는 진행 과정에 있다는 점에서 '미러클 엔자임'의 존재는 저의 가설일 뿐입니다. 그러나 **미러클 엔자임을 보충하는 식사를 하고 미러클 엔자임을 낭비하지 않는 생활습관을 가지는 것이 위상·장상을 좋게 한다는 것은** 임상 결

과 밝혀진 것입니다. 이러한 사실은 30만 명의 위장을 진찰해온 의사로서 단언할 수 있습니다.

그 밖에도 이 책에서 소개하는 건강법에는 임상에 기본을 둔 저의 가설이 포함되어 있습니다. 그 중에는 우리가 그동안 알았던 '식사 상식'이나 '건강법 상식'과는 다른 내용도 있어 처음에는 다소 의아스러울지도 모르겠습니다. 그러나 안심하시기 바랍니다. 이 책에 나오는 내용들은 모두 수많은 환자들을 통해 검증된 것들이며 많은 사람들이 실천해보고 톡톡히 건강효과를 누리고 있는 것들입니다.

최근의 의료계에서는 인턴제도 폐지 등 의사의 전문화가 진행되고 있습니다. 이 때문에 사람의 몸 전체를 진찰할 수 있는 의사가 줄어들고 있는 실정입니다. 위장 전문의는 위장만 보고 안과 전문의는 눈밖에 보지 않습니다. 이러한 장기별 의학은 아주 중요한 사실을 간과할 수도 있습니다.

사람의 몸은 전부 연결되어 있습니다. 예를 들어 충치가 하나 생긴 것만으로도 그 영향은 몸 전체에 미칩니다. 제대로 씹지 않은 음식물이 위장에 부담을 주어 소화불량을 일으키고, 영양소가 충분히 흡수되지 않아 몸의 각 부분에 여러 가지 문제가 일어납니다.

"바람이 불면 나무통 장수가 돈을 번다."는 일본 속담이 있습니다만, 우리 몸에서도 얼핏 보면 전혀 관계가 없어 보이는 작은 원인이 복잡한 과정을 거쳐 심각한 병을 일으키는 예는 결코 적지 않습니다.

평소 아무렇지도 않게 취하는 여러 가지 행위들이 우리의 건강을 좌우합니다. 식사, 수분 보충, 운동, 휴식, 수면, 심리상태 등 이들 중 어느 하나에 문제가 생기면, 그 영향은 몸 전체에 미치게 됩니다. 미러클 엔자임은 이처럼 인체의 복잡한 관계를 책임지고, 건강하게 살아가기 위해 필요한 항상성을 유지시키는 역할을 하고 있는 것입니다. 그러나 현대사회는 이 소중한 미러클 엔자임을 소비하는 요인으로 가득 차 있습니다. 술이나 담배와 같은 기호품, 식품 첨가물, 농약, 약물이나 스트레스, 환경오염, 전자파 등 미러클 엔자임을 소모시키는 원인은 셀 수 없을 정도로 많습니다. 이러한 현대사회에서 평생 건강을 유지하기 위해서는 우리 몸의 구조를 잘 알고, 내 건강은 내가 지킨다는 의지를 가지고 생활하는 것이 중요합니다.

이것은 그리 어려운 일이 아닙니다. 무엇이 미러클 엔자임을 소모시키는지, 그리고 어떻게 하면 미러클 엔자임을 보충할 수 있는지를 확실히 이해하면, 평소의 작은 노력으로도 '**병에 걸리지 않고 장수할 수 있을 것**'입니다.

"굵고 짧게 산다."는 말이 있지만, 이 책을 읽고 여러분은 부디 **인생을 '굵고 길게'** 사시기 바랍니다.

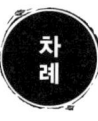

프롤로그 병에 걸리지 않고 오래 사는 방법이 있다 · 6

제1장 상식을 믿으면 위험하다!

40년간 사망진단서를 쓰지 않았던 이유 · 21
건강한 백 살이 되는 방법 · 24
유행하는 건강법은 거짓말투성이 · 27
고기를 먹어도 스태미나는 좋아지지 않는다 · 31
위상과 장상이 가르쳐주는 것 · 35
미국인의 장과 우리의 장은 어떻게 다른가? · 39
우리의 위암 발생률은 미국인의 10배 · 43
위약을 먹을수록 위는 나빠진다 · 47
모든 약은 기본적으로 '독'이다 · 52
직접 몸에 물어봐야 알 수 있다 · 56
건강의 열쇠는 '엔자임'의 양이었다 · 59
모든 것은 '미러클 엔자임'으로 설명할 수 있다 · 63
항암제로 암이 낫지 않는 이유는? · 67
음식의 상식을 믿으면 생명이 위험하다 · 71
우유를 지나치게 많이 마시면 골다공증에 걸린다 · 74
'요구르트 신화'에 의문을 가지는 이유 · 78

제2장 굵고 길게 살기 위한 식사법

무엇을 먹는가가 당신의 건강을 결정한다 · 85

신야 식사건강법으로 암이 재발하지 않는 이유 · 89

무조건 엔자임이 많이 함유된 식품을 먹자 · 94

산화된 식품을 먹으면 몸도 산화된다 · 98

마가린만큼 몸에 나쁜 기름은 없다 · 101

우리 몸에는 기름요리가 맞지 않다 · 104

필수지방산을 제대로 섭취하는 방법 · 107

시판되는 우유는 '녹슨 지방' · 110

소젖은 원래 송아지를 위한 것 · 113

사람보다 체온이 높은 동물의 고기는 피를 탁하게 한다 · 117

'붉은 살 생선'은 신선할 때 먹는 것이 좋다 · 122

식물성 85%, 동물성 15%가 이상적인 식사 · 125

백미는 죽은 식품이다 · 128

사람의 이는 왜 32개일까? · 132

'꼭꼭 씹기', '조금 모자란 듯 먹기'가 건강에 좋은 이유 · 135

육식동물은 왜 초식동물을 먹는가? · 139

맛없는 것을 먹어서는 건강해지지 않는다 · 142

제3장 이런 습관이 건강한 몸을 만든다

대부분의 병은 유전보다 습관에 원인이 있다 · 147

습관은 유전자를 바꾼다 · 151

'술'과 '담배'는 최악의 생활습관 · 154

습관만 바꿔도 수면무호흡증후군을 고칠 수 있다 · 157

식사하기 한 시간 전에 물을 마신다 · 161

물은 미러클 엔자임의 좋은 파트너 · 165

환원력이 강한 물이야말로 '좋은 물'의 조건 · 169

날씬해지고 싶다면 '좋은 물'을 많이 마시자 · 173

엔자임을 보충하면 과식은 사라진다 · 176

변통이 좋아지는 획기적인 방법 · 180

미러클 엔자임의 소모를 막는 생활습관 · 183

5분간 짧은 잠을 잔다 · 189

지나친 운동은 백해무익하다 · 192

채플린이 73세에 자식을 가질 수 있었던 이유 · 195

폐경 이후부터 진정한 해피 섹스 · 198

제4장 '생명 시나리오'에 귀를 기울인다

모든 생명체는 천수를 누릴 수 있는 구조를 가지고 있다 · 203

장기별 의학은 의사를 망친다 · 207

'오늘 밤의 불고기'보다 '10년 후의 건강'을 선택한다! · 213

사람이 살아갈 수 있는 것은 미생물 덕분이다 · 216

좋은 균이 늘어나기 쉬운 장내 환경을 만들자 · 220

농약을 사용한 작물에는 생명 에너지가 없다 · 223

'사랑'은 면역력을 높여준다 · 228

모든 것은 '생명 시나리오'에 쓰여 있다 · 232

에필로그 엔트로피에서 신트로피로 · 236

①

상식을 믿으면 위험하다!

40년간 사망진단서를
쓰지 않았던 이유

위장내시경 전문의로 일한 지 약 40년이 지났지만, 나는 단 한 번도 사망진단서를 쓴 적이 없다. 생사에 직결되지 않는 질병을 다루는 안과나 치과 의사라면 모르지만, 암의 전 단계 또는 조기암 상태인 대장 폴립의 절제나 대장암 등의 심각한 질병을 매일 마주하는 의사로서는 아주 드문 일일 것이다.

내가 사망진단서를 쓰지 않고 지금까지 올 수 있었던 것은 '건강하게 사는 것'을 목표로 환자와 함께 진지한 싸움을 계속해왔기 때문이라 생각한다.

의사의 치료만으로는 결코 환자를 건강하게 할 수 없다. 수술이나 투약보다 일상생활을 개선하는 것이 근본적으로는 더 중요하기 때문이다.

지금부터 소개할 '신야 식사건강법'이 '암재발률 0%'라는 임상결과를 얻은 것은, 암환자들이 자신의 건강상태와 진지하게 마주보고 의사를 믿으며 이 건강법을 꾸준히 실천해온 덕분이다. 이 책은 오랫동안 나와 환자들이 이루어낸 성과를 독자들과 나누고 싶은 바람에서 세상에 나오게 되었다.

자신의 건강은 스스로 책임져야 하는 시대다. 병은 의사와 약이 고쳐주는 것이라는 생각은 버려야 한다. 이제까지 환자는 수동적인 입장에서 의사가 처방해준 약을 먹고 잠자코 의사의 지시에 따르기만 하면 되었다. 그러나 앞으로는 개개인이 '내 건강은 내가 지킨다.'라는 의식을 가지고 건강 유지에 적극적으로 임해야 할 것이다.

누구나 병 없이 살고 싶을 것이다. 또한 지금 질병으로 고생하고 있는 사람이라면 하루 빨리 낫기를 바랄 것이다.

나는 이 책을 통해 '병에 걸리지 않고 사는 법'을 제안하고자 한다. 그러나 많은 사람들이 그런 삶을 사는 게 어렵다고 생각하는 듯하다. 하지만 나는 자신 있게 말할 수 있다. "병에 걸리지 않고 천수를 다하는 것은 얼마든지 가능하다."라고 말이다!

물론 그러려면 지금까지 해왔던 식사법이나 생활습관을 크게 개선할 필요가 있다. 그렇다고 너무 걱정하지 않아도 된다. 이 책을 다 읽을 때쯤 당신은 '한번 해보자.'라는 생각이 저절로 들 것이기 때문이다.

  병에 걸리고 나서 "왜 이런 병에 걸렸을까?" 하고 한탄하는 사람을 자주 본다. 그러나 병은 신이 내린 시련도, 벌도 아니다. 물론 예외는 있겠지만 병은 자신이 오랫동안 쌓아온 나쁜 습관의 결과인 것이다.

건강한 백 살이 되는 방법

"당신의 몸은 건강합니까?"

이 질문에 진정한 의미로 '예'라고 대답할 수 있는 사람은 그다지 많지 않을 것이다. 왜냐하면 '단지 병에 안 걸렸다'라는 것만으로는 건강하다고 할 수 없기 때문이다.

동양의학에서는 '미병(未病)'이라는 말이 있다. 이것은 말 그대로 '아직 병에 걸리지는 않은' 상태를 말한다. 즉, 건강하다고는 볼 수 없는 '병에 걸리기 바로 직전' 상태다. 그런데 현재 우리 중에는 이러한 '미병' 상태인 사람이 아주 많다.

건강하다고 자부하는 사람들 중에도 만성적인 변비나 설사, 불면증이나 어깨 결림 등에 시달리고 있는 경우가 적지 않다. 이러한 증상은 미병 상태의 몸이 보내고 있는 SOS 신호라고 할 수 있다. '항상 있는 일이니까'라고 가볍게 생각했다가는 심각한 병으로 진행할 위험성도 있는 것이다.

현재 평균 수명은 계속 늘어나는 추세다. 장수는 인류의 공통된 바람이므로 기쁘기 짝이 없는 일이다. 그러나 단순히 평균 수명만을 보고 좋아해서는 안 된다. 이 숫자에는 '건강상태'가 반영되어 있지 않기 때문이다. 건강하게 일상생활을 보내고 있는 백 살 노인도, 병으로 오랫동안 누워 있는 백 살 노인도 똑같이 '백 살'로 기록될 뿐이다. 그러나 두 사람은 같은 백 살이지만 인생의 만족도는 엄청나게 차이가 날 것이다. 아무리 오래 살아도 건강하지 않으면 아무 의미가 없지 않은가. 누워 있는 채로도 좋으니까, 병에 걸려 고생해도 좋으니까 무조건 오래 살고 싶은 사람은 없을 것이다. 건강하지 않으면 장수는 의미가 없다.

우리 주변에 있는 노인의 모습을 떠올려보자. 그 사람의 건강상태가 자신이 그 나이가 되었을 때의 모습이라고 한다면 당신은 만족할 수 있는가? 안타깝게도 대부분 '아니'라고 대답할 것이다.

나이가 들면 아무리 건강한 사람이라도 몸의 기능이 떨어진다. 그러나 기능이 저하되는 것과 병에 걸리는 것은 전혀 다른 이야기다. 그러면 현재 고령자의 대부분이 고액의 의료비를 지출하고 있을 정도로 건강하지 못한 원인은 어디에 있는 것일까?

건강하게 사는 백 살과 병으로 누워 있는 백 살의 차이는 무엇일까? 둘의 차이는 '그들이 그동안 어떻게 살아왔는가'에 달려 있다. **한마디로 말해서 건강한 삶과 그렇지 않은 삶의 차이는 그 사람의 식사습관과 생활습관에서 비롯된다.** 즉, 식사, 수분 섭취, 기호품, 운동, 수면, 일, 스트레스와 같은 일상생활의 갖가지 요소들이 그 사람의 건강상태를 결정하는 것이다. 그리고 이것은 어떠한 생활습관을 들이면 건강하게 오래 살 수 있는지를 우리에게 알려준다.

최근 들어 사람들의 건강에 대한 관심에 부응하여 건강 관련 시장이 거대한 규모로 성장하고 있다. 각종 건강법이 쏟아져 나오고, '이것만 먹으면 된다.'라는 식의 건강효과를 선전하는 건강보조식품의 판매량도 증가하고 있다. 뿐만 아니라 텔레비전이나 잡지에서 '몸에 좋다'고 소개라도 되면, 다음 날 그 상품이 불티나게 팔린다고 한다. 이것은 많은 사람들이 무엇이 정말로 몸에 좋은지 또는 건강에 도움이 되는지 모르고 있다는 것을 의미한다. 즉, 올바른 지식이 없기 때문에 매스컴이나 광고에 혹해 우왕좌왕하게 되는 것이다.

유행하는 건강법은 거짓말투성이

여러분은 건강을 유지하고 증진시키기 위해 평소 유념하고 있는 것이 있는가?

규칙적인 운동을 하고 건강보조식품이나 한약을 먹거나, 식사에 신경을 쓰고 있는 사람도 많을 것이다. 이러한 노력에 찬물을 끼얹고 싶지는 않지만, 현재 실시하고 있는 건강법이 정말로 효과적인지 자신의 건강상태를 꼭 체크해보기 바란다.

왜냐하면 일반적으로 건강에 좋다고 알려진 것 중에 실제로는 건강에 해를 끼치는 것도 적지 않기 때문이다. 특히 '먹을거리'와 관련한 건강법에는 오히려 건강을 해칠 위험이 있는 것이 많다. 예를 들어 다음과 같은 건강법들이다.

- 장을 위해 매일 요구르트를 먹는다.
- 칼슘이 부족해지지 않도록 매일 우유를 마신다.
- 과일은 살찌기 쉬우므로 삼가고, 비타민은 건강보조식품으로 섭취한다.
- 고단백 저칼로리 식사를 기본으로 한다.
- 수분은 카테킨이 풍부한 녹차로 섭취한다.
- 수돗물은 잔유염소를 제거하기 위해 반드시 끓여서 마신다.

모두 일반적으로 '건강에 좋다'고 알려져 있는 내용들이다. 그러나 위장내시경 전문의로서 말하자면 이 건강법들은 모두 위상·장상을 나쁘게 하는 '잘못된 건강법'이다.

실제로 나는 매일 요구르트를 먹고 있는 사람 중에 위상이 좋은 사람을 본 적이 없다. **대부분의 미국인들이 매일 우유를 마시고 있지만, 상당수의 사람들이 골다공증을 앓고 있다.** 카테킨이 풍부한 녹차를 매일같이 마시고 있는 일본인은 위상이 아주 나쁘다. 더욱이 다도 선생과 같이 차를 다량으로 마시고 있는 사람 중에는 위암의 전조증상이라고 할 수 있는 위축성 위염이 있는 사람이 적지 않다.

위상·장상이 나쁜 사람 중에 건강한 사람은 없다. 그러면 위상·장상을 나쁘게 하는 식품이 왜 건강에 좋은 것으로 잘못 알려져 있을까? 그것은 그 식품에 함유된 한 가지 성분의 효능만 보기 때문이다. 녹차를 예로 들어보자. 확실히 녹차에 많이 함유되어 있는 카테킨에는 살균 효과와 항산화 작용이 있다. 여기에서 녹차를 많이 마시면 장수한다든가 암 예방에 좋다는 이야기가 생긴 것이다. 그러나 나는 이러한 '카테킨 신화'에 진작부터 의문을 가지고 있었다. 그것은 앞에서도 언급한 바와 같이, **"차를 많이 마시는 사람의 위상은 나쁘다."**라는 임상 데이터가 나와 있기 때문이다.

녹차에 함유되어 있는 카테킨이 항산화 작용이 있는 폴리페놀의 일종이라는 것은 틀림없는 사실이다. 그러나 이 카테킨은 몇 개가 결합하면 '타닌'이라고 불리는 물질이 된다.

타닌은 식물이 가지고 있는 '떫은 성분'이다. 감의 떫은맛도 타닌 때문이다. 그런데 타닌은 상당히 산화되기 쉬운 성질을 가지고 있어 불에 가하거나 공기와 접촉하면 쉽게 '타닌산'으로 변한다. 그리고 이 타닌산에는 단백질을 응고시키는 작용이 있다. 여기서부터는 나의 가설인데, 녹차에 함유된 타닌산이 위 점막을 손상시켜 위상을 나쁘게 하는 것이라고 본다.

실제로 타닌산을 많이 함유한 차(녹차, 중국 차, 홍차, 커피, 삼백초차, 두충차 등)를 평소에 자주 마시는 사람의 위를 내시경으로 보면, 점막이 얇아져 있는 위축성 변화를 볼 수 있는 경우가 많다. 만성 위축성 변화, 또는 위축성 위염이 위암이 되기 쉽다는 것은 이미 잘 알려진 사실이다.

그리고 이 가설을 뒷받침하듯 2003년 9월, 미에 대학의 가와니시 쇼스케 교수(위생학)가 일본암학회에서 카테킨에 의해 DNA가 손상된다는 연구 결과를 발표했다.

차 종류가 초래하는 위험은 이것뿐만이 아니다. 현재 시판 중인 차들은 대개 재배과정에서 농약이 사용되고 있다. 잔여 농약이나 타닌산, 카페인의 영향을 생각하면, 차를 물 대신에 마시는 것은 권할 만한 것이 못 된다.

그래도 차를 좋아하는 사람은 무농약으로 재배한 찻잎을 사용하고, 비교적 위 점막에 부담을 주지 않도록 공복을 피해 식후에 마시도록 한다. 횟수도 하루에 2, 3잔 정도로 그치는 것이 좋다.

이처럼 잘못된 정보를 많은 사람들이 믿게 된 것은 현대 의학이 인간의 몸을 전체적으로 보지 않기 때문이다. 우리의 몸은 전부 연결되어 있다. **한 부분에 좋은 작용을 하는 성분이 함유되어 있다고 해서 그것이 몸 전체에 좋다고는 할 수 없다.** "나무만 보고 숲을 보지 못한다."라는 옛말이 있듯이, 음식물도 거기에 들어 있는 하나의 성분만을 보고 몸에 좋은지 나쁜지를 결정해서는 안 된다.

고기를 먹어도
스태미나는 좋아지지 않는다

1977년 미국에서는 식사와 건강에 관한 상당히 흥미로운 연구가 발표되었다. 이 리포트는 발표자인 상원의원 조지 맥거번의 이름을 따 '맥거번 리포트'라고 불리고 있다.

당시 이 리포트가 쓰인 배경에는 미국의 국가재정을 압박할 만큼 거액으로 불어난 의료비 문제가 있었다. 의학의 눈부신 발전에도 암이나 심장병과 같은 병에 걸리는 사람의 수는 해마다 늘어났고, 이에 따라 국가가 부담하는 의료비도 증가해 마침내 국가재정을 위협하는 수준에 이르게 되었던 것이다. 어떻게 해서든 국민이 병에 걸리는 원인을 밝혀내 근본적인 대책을 세우지 않으면 의료비 때문에 국가가 파산할지도 모른다는 위기감이 팽배했다. 그렇게 해서 상원에 '국민영양문제 특별위원회'가 설립되었고 맥거번

이 위원장이 되었다.

위원회는 세계 각지에서 식사와 건강에 관한 자료를 수집해 당시 최고 수준의 의학·영양학의 전문가들과 함께 '질병이 늘어나는 원인'을 연구·조사했다. 그 결과를 정리한 것이 5천 쪽에 달하는 '맥거번 리포트'다.

이 리포트가 발표되자 미국 국민은 중대한 선택을 하지 않으면 안 되었다. 왜냐하면 맥거번 리포트에 따르면 **많은 병의 원인은 '잘못된 식생활'에 있었기 때문이다**. 그리고 식생활을 바꾸지 않는 한 건강해지는 방법은 없다고 단언하고 있었던 것이다.

당시 미국인의 식탁에 올라오는 단골메뉴는 두툼한 스테이크와 같은 고단백·고지방 식사였다. 단백질은 몸을 구성하는 가장 기본적인 물질이므로, 몸을 만드는 데 아주 중요한 영양소라 할 수 있다. 이 때문에 동물성 단백질을 많이 함유한 식사를 하는 것이 스포츠 선수나 성장기 청소년은 물론 몸이 약한 사람이나 노인에게도 좋다고 인식되어왔다. '고기야말로 힘의 근원'이라는 생각이 뿌리박혀 있는 것도 바로 미국 영양학의 영향 때문이다.

그런데 '맥거번 리포트'는 이러한 식사 상식을 정면으로 부정했다. 그리고 가장 이상적인 식사로 겐로쿠시대(元祿時代 : 1688~1704) 이전의 일본 식사를 꼽았다. 이 식사는 정백하지 않은 곡류를 주식으로 하면서, 반찬은 계절 채소나 해조류로, 동물성 단백질은 소량의 작은 어패류로 섭취하는 것이다. 최근에 이러한 전통식이 건강식으로 세계적인 주목을 받게 된 것은 바로 맥거번 리포트의 충격에서 비롯되었다.

고기를 먹지 않으면 근육이 생기지 않는다는 것은 새빨간 거짓말이다. 이것은 자연계를 보더라도 알 수 있다. 대표적인 육식동물인 사자는 아주 강하기 때문에 틀림없이 훌륭한 근육을 가지고 있을 거라 생각하기 쉽지만, 실제로는 말이나 사슴과 같은 초식동물 쪽이 훨씬 발달된 근육을 가지고 있다. 그 증거로, 사자나 호랑이는 먹잇감을 잡을 때 오래 뒤쫓지 않는다. 이들의 특기는 순발력을 살린 스피드 승부다. 이것은 지구력에서는 근육이 발달한 초식동물을 못 당해낸다는 것을 스스로 잘 알고 있기 때문이다.

고기를 먹지 않으면 체격이 커지지 않는다는 것도 거짓말이다. 코끼리나 기린은 사자나 호랑이보다 몇 배나 크지만 초식동물에 속한다.

단, 동물성 단백질을 많이 먹으면 성장이 빨라진다는 것은 사실이다. 최근 어린이들의 성장 속도가 빨라진 것은 동물성 단백질의 섭취량이 늘어났기 때문이다.

그러나 여기에도 육류 위주 식사의 위험이 도사리고 있다. '성장'은 어느 시점에 이르면 '노화'가 시작된다. 결국 **성장을 촉진하는 육류 위주의 식사는 다른 말로 바꾸면 노화를 재촉하는 식사가 되는 것**

이다.

　육류를 즐겨 먹는 사람은 그러한 식습관이 자신의 건강을 해치고 노화를 촉진한다는 것을 꼭 기억해두자.

위상과 장상이 가르쳐주는 것

사람의 얼굴에 인상(人相)의 좋고 나쁨이 있듯이, 위장에도 '위상(胃相)', '장상(腸相)'의 좋고 나쁨이 있다. **인상으로 그 사람의 성격을 짐작하듯이, 위상·장상으로 그 사람의 건강상태를 알 수 있는 것이다.**

건강한 사람의 위상·장상은 아주 아름답다. 위의 경우, 점막이 균일한 핑크색이며 표면이 매끄럽고 점막 아래의 혈관이 비쳐 보이는 현상도 나타나지 않는다. 또한 건강한 사람의 점액은 투명하기 때문에 내시경이 비추는 빛을 점액이 반사해 반짝반짝 빛난다. 건강한 사람의 장도 위의 경우와 마찬가지로 깨끗한 핑크색을 띠고 있으며, 아주 부드럽고 크며 균등한 주름을 볼 수 있다.

누구나 어렸을 때는 깨끗한 위상·장상을 가지고 있다. 하지만 세월이 흐르면서 평소의 식사와 생활습관에 따라 위상과 장상도 변해가는 것이다.

건강하지 않은 사람의 위는 점막이 얼룩덜룩하고 부분적으로 붉은빛을 띠거나 부어 있다. 위축성 위염인 경우는 위 점막이 얇아지기 때문에 점막 아래의 혈관이 비쳐 보인다. 또한 위 점막이 위축되면 그것을 보완하기 위해 표면 세포가 부분적으로 증식하므로 위벽이 울퉁불퉁해진다. 이렇게 되면 암으로 진행하는 것은 시간문제다.

건강하지 않은 장은 장벽의 근육이 두껍고 딱딱해지므로, 불균등한 주름이 생기거나 군데군데 고무 밴드를 끼운 듯한 주름이 나타나 있다.

특별히 아픈 곳이 있거나 이상 증상이 나타나지 않은 '미병' 상태인 사람에게 "장상이 나빠지므로 육류 위주의 식사는 삼가십시오."라고 해도 순순히 충고를 받아들여 실천하는 사람은 그다지 많지 않다. 그것은 동물성 식사에 길들여진 입맛을 쉽게 바꾸지 못하는 이유도 있지만, 가장 큰 이유는 '증상이 눈에 보이지 않기 때문'일 것이다.

우리는 눈에 보이는 신체의 변화에 대해서는 민감하게 반응한다. 예를 들어 머리카락이 빠지거나 얼굴에 주름이 생기면 큰일이라도 난 것처럼(물론 개인에 따라 큰일일 수도 있지만) 시간과 돈을 들여 어떻게든 막아보려 한다. 그러나 눈에 보이지 않는 장 속의 변화에는 '안 아프면 됐지 뭐.'라며 대충 넘어간다. 그리고 병에 걸리고 나서야 뒤늦게 후회하는 것이다.

그러나 장 속을 잘 아는 나로서는 겉으로 드러나는 변화보다 몸속의 변화에 더 민감해진다. 왜냐하면 몸속의 변화가 건강상태에 직결된다는 것을 알고 있기 때문이다.

내가 치료하고 있는 환자들이 신야 식사건강법을 진지하게 실천하고 있는 것은 이것이 자신의 생사에 직결된다는 것을 알고 있기 때문이다. 한 번 암에 걸렸던 사람에게 '암 재발률 0%의 건강법' 이야말로 가장 절실한 문제가 아닐 수 없다. 하지만 나는 이 건강법이 '암 재발률 0%의 건강법' 뿐만 아니라, 미병 상태인 사람들에게도 '발병률 0%의 건강법'이 되었으면 한다.

이를 위해서는 먼저, 육식을 계속할 경우 장 속에 어떤 변화가 일어나는지 알고 넘어갈 필요가 있다. 육식을 계속 섭취하면 장벽이 점점 딱딱하고 두꺼워지는데, 이것은 식이섬유가 없어 대변의 양이 극단적으로 줄어들고, 이 적은 양의 대변을 배출하기 위해 장이 필요 이상으로 연동운동을 하기 때문이다. 즉, 과도한 연동운동에 의해 장벽의 대부분을 구성하고 있는 근육이 단련되어 두꺼워지고 커지는 것이다. 이와 같은 과정을 반복하다 보면 장은 점점 딱딱하고 짧아져간다.

장벽이 딱딱해지면 내강(內腔, 속의 빈 부분)은 좁아진다. 딱딱하고 좁아진 장의 내압은 높아지게 되는데, 육류를 먹으면 동물성 단백질에 지방까지 대량으로 섭취하게 되므로 장 주변의 지방층이 두꺼워지고 이에 따라 장벽에 압력이 더욱 가해진다. 장내의 압력이 높아지면 점막이 안에서 밖으로 밀려나는 현상이 일어나는데, 이 현상으로 인해 주머니 모양으로 움푹 파인 '게실(憩室)'이 생긴다.

이렇게 되면 안 그래도 적은 양의 대변은 장 속을 이동하기가 어려워지고, 그 결과 장 속에 오랫동안 정체하는 '숙변(정체변)'이 쌓이게 된다. 이 숙변은 장벽에 들러붙듯이 쌓이는데, 게실이 있을 경우 그 안에 숙변이 들어가게 되므로 배변이 더더욱 어려워진다.

게실이나 주름 사이에 쌓인 숙변에서는 독소가 발생해 그 부분의 세포가 유전자 변화를 일으켜 폴립이 만들어진다. 이 폴립이 자라서 암으로 진행하는 것이다.

장상의 악화는 대장암, 대장 폴립, 게실염(게실 내에 장의 내용물이 고여 염증이 생긴 것) 등 각종 대장 질환을 일으키는 것으로 그치지 않는다. 실제로 장상이 나쁜 사람의 많은 수가 자궁근종, 고혈압, 동맥경화, 심장병, 비만, 유방암, 전립선암, 당뇨 등 이른바 '생활습관병'을 가지고 있다.

이처럼 위상·장상이 나쁘다는 것은 단순히 겉모양이 나쁘다는 뜻이 아니라 몸이 내부에서 병들어가고 있음을 의미한다.

미국인의 장과 우리의 장은 어떻게 다른가?

내가 외과 레지던트로 뉴욕에 건너간 것은 1963년이었다. 당시 미국의 대장 검사는 바륨을 주입한 후 X선 촬영으로 검사하는 '바륨 관장'이 주류를 이루었다. 그러나 이 방법으로는 크기가 큰 폴립의 유무는 알 수 있어도 장 속의 세밀한 상태까지는 알지 못한다. 게다가 폴립을 절제하려면 개복 수술을 해야만 했다. 개복 수술은 육체적, 정신적으로 환자에게 큰 부담을 준다. 뿐만 아니라 이 검사방법으로는 개복을 해서 장 속을 보기 전에는 폴립이 양성인지 암인지 구별할 수 없다.

당시에도 직장경이라고 불리는 내시경이 있었지만, 금속제의 막대 모양이어서 아무리 애써도 항문에서 겨우 20센티미터 정도 밖에 볼 수가 없었다.

이러한 한계 때문에 1967년, 식도경을 구입해 유리섬유를 이용한 식도용 내시경을 대장검사에 사용해보기로 했다. 이것이 나의 첫 번째 대장내시경이었다.

그 후 새로 개발된 185센티미터 길이의 대장 검사용 내시경으로 미국인의 장을 처음 보았을 때 나는 깜짝 놀라지 않을 수 없었다. 장상의 상태가 너무나 나빴기 때문이다. 평소 육류 위주의 식사를 하고 있었던 미국인의 장은 우리의 장에 비해 현저히 딱딱하고 짧아진 상태였다. 또한 내강이 좁아진 데다 마치 군데군데 고무 밴드를 묶어놓은 것처럼 모양이 울퉁불퉁했다. 게실도 많고 그곳에 숙변이 쌓여 있는 경우도 적지 않았다.

당시 미국인은 장에 문제가 있는 사람이 많았고 열 명 중 한 명 꼴로 폴립이 있었다고 한다. 실제로 내가 레지던트로 근무하고 있었던 외과의 전체 수술 중 약 3분의 1이 대장의 폴립 절제수술이었다.

단지 1~2센티미터짜리 폴립을 제거하기 위해 거의 매일같이 개복 수술이 행해지는 것을 보면서 나는 '환자에게 부담이 적은 방법으로 폴립을 절제할 수는 없을까?'라는 의문을 가졌다.

마침 그 무렵 일본에서는 유리섬유 끝에 카메라가 달린 내시경(위 카메라 파이버스코프)이 실용화되고 있었다. 1968년 6월, 나는 내시경 제작회사에 획기적인 의뢰를 하였다. 대장내시경에 '스네어 와이어'라는 올가미 모양의 철선을 삽입해, 개복하지 않고 그 와이어로 폴립을 태워 제거하는 것이었다. 그리고 마침내 1969년에 **개복 수술 없이 스네어 와이어를 삽입한 대장내시경으로 폴립을 절제하는 '폴리펙토미' 시술법을 시도해 세계 최초로 성공을 거두게 되었다.**

이와 같은 기술혁신은 즉시 위나 식도, 소장 등의 폴립 제거에도 응용되었다. 그리고 1970년 뉴욕 외과학회와 1971년 미국 위장내시경학회에서 대장내시경에 의한 폴리펙토미에 관해 보고했고, 그 결과 내시경외과라는 새로운 외과 분야가 탄생하게 되었다.

그 후 34년 동안 나는 미국과 일본을 왕래하며 두 나라 국민의 위상과 장상의 변화를 자세히 관찰해왔다. 1960년대에 고도 성장기를 맞은 일본은 미국을 추월하겠다는 듯이 모든 것을 미국으로부터 배우게 되었다. 1961년 무렵 학교 급식에 우유가 포함되고 치즈, 요구르트 등의 유제품이 일상화되면서, 그때까지의 채소와 생선 위주의 식탁은 햄버거나 스테이크, 프라이드치킨과 같은 동물성 단백질을 중심으로 하는 고단백, 고지방식으로 바뀌었다. 지금도 이 경향은 크게 변하지 않았다.

한편 미국에서는 1977년의 '맥거번 리포트'를 계기로 국가 차원에서 식사개선이 진행되었다. 그 결과는 두 나라 국민의 장상에 잘 나타나 있다. 깨끗했던 우리의 장상은 식생활의 변화와 함께 해마다 악화되어, 지금은 육류 위주의 식사를 하고 있는 미국인의 장상과 거의 흡사하다. 이에 비해 미국인 중에서도 건강을 생각해 고단백, 고지방식을 버린 사람들의 장상은 눈에 띄게 개선되었다. 1990년 이후 미국인의 대장 폴립이나 암의 발병률이 감소하고 있는 것은 식생활을 개선하면 장상이 좋아질 수 있다는 증거다.

우리의 위암 발생률은
미국인의 10배

장상은 육식문화의 영향으로 우리보다 미국인 쪽이 나쁘지만, 위상은 우리가 미국인보다 대체로 나쁘다. 나의 임상 경험으로는 위의 점막이 얇아지는 위축성 위염은 우리가 약 20배 더 많다. 그리고 위축성 위염은 위암을 일으키는 경우가 많으므로 **위암 발생률도 10배 정도 높다.**

요즘은 비만이 큰 문제가 되고 있는데, 특징적인 것은 비만의 정도가 다르다는 점이다. 즉, 우리의 비만 정도는 미국인을 따라갈 수 없다. 우리의 경우 몇백 킬로그램에 달하는 고도비만인 사람을 흔히 볼 수 없다는 사실에서도 알 수 있다.

우리가 그 정도까지 살이 찔 수 없는 것은 그전에 위가 나빠져서 먹을 수 없는 상태가 되기 때문이다. 거꾸로 말하면 미국인이 그 정도까지 비만할 수 있는 것은 그만큼 소화기관이 튼튼하다는 증거라고 할 수 있다.

내시경으로 위를 진찰하면서 느끼는 것은, 우리와 미국인의 병의 상태를 느끼는 방식이 상당히 다르다는 점이다. 우리는 그다지 심각한 상태가 아닌데도 위의 통증, 불쾌감, 가슴앓이(위에서 식도의 상복부 및 인두 부근에 고열이 나거나 송곳으로 찌르는 것처럼 아픈 증세) 등의 증상을 호소하는 경우가 매우 많다. 하지만 미국인은 위나 식도의 점막이 상당히 손상되어 있는데도 우리만큼 증상을 호소하지 않는다.

이러한 차이에도 이유가 있다. 그 중 하나는 식사에 포함된 비타민 A의 양이다. 비타민 A는 위를 비롯해 눈이나 기관 등의 모든 점막을 보호하는 역할을 하고 있으며 '기름'에 많이 함유되어 있다. 우리의 식사가 서구화되었다고는 해도 기름이나 버터 등의 유제품, 달걀 등의 섭취량은 미국인에 비해 훨씬 떨어진다. 물론 이러한 식품은 몸 전체의 건강을 생각하면 좋지 않지만, 점막의 보호 차원에서는 효과가 있다고 할 수 있다.

미국인의 위장이 튼튼한 또 다른 원인은 '소화효소의 양'이다. '소화효소'는 음식물을 분해해서 체내에 영양소를 흡수시키는 작용을 하는 엔자임으로, 음식물의 소화 능력을 결정하는 것은 바로 이 소화효소의 양이다. 소화흡수는 침, 위, 십이지장, 췌장, 소장의 소화 단계에 따라 여러 종류의 소화효소가 분비됨으로써 단계적으로 진행된다. 이때 각 장기에서 소화효소가 충분히 분비되면 소화흡수는 부드럽게 진행되지만, 소화효소의 분비량이 충분하지 못하면 소화불량을 일으켜 장기에 부담을 주게 된다.

우리들 대부분이 위 점막의 상태는 그다지 나쁘지 않은데도 위통이나 체중 등의 증상을 쉽게 느끼는 것은, 소화효소의 양이 미국인보다 적기 때문이라고 볼 수 있다.

게다가 우리는 위가 나쁘다 싶으면 당장 약을 복용하지만, 미국인은 별로 약을 먹지 않는다. 대신 그들은 서플리먼트(영양 또는 건강보조식품)인 소화효소를 먹는다.

위산을 억제하는 약을 즉시 복용하는 우리의 습관은 위를 더욱 악화시키는 원인이다. 최근 인기가 높은 'H2 블록커'나 'PPI (프로톤펌프 억제제)'를 배합한 위약은 위산의 분비를 억제하는 작용이 높다는 것을 장점으로 내세우고 있지만, 위산을 약으로 억제하면 위 점막은 위축되어버린다. 위 점막의 위축이 진행되면 위암으로 발전한다는 것은 앞에서도 언급한 바 있다.

따라서 체하거나 위통을 느끼는 사람은 의사에게 자신의 상태를 정확하게 알리고 거기에 맞는 효소 서플리먼트를 처방받도록 하자. 또한 최근에는 외국 제품도 구입할 수 있게 되었으므로, 시판되는 위약(항산제나 제산제)을 복용하지 말고 적절한 효소 서플리먼트를 활용하는 것이 좋다. 소화효소 서플리먼트를 먹는 것으로 위의 상태는 충분히 개선된다.

위약을 먹을수록 위는 나빠진다

우리 몸에는 아주 강한 산으로 보호되어야 정상적으로 기능을 하는 곳이 두 군데 있다. 하나는 '위'이고 또 하나는 여성의 '질'이다. 두 곳 모두 pH 1.5~3의 강산을 띠고 있는데, 이 정도로 강한 산이 분비되는 이유는 첫째, 세균을 죽이기 위해서다.

목욕을 하거나 섹스를 하면 여성의 질에는 세균이 들어간다. 이렇게 침입해 들어오는 세균을 죽이기 위해 질에서는 유산균에 의해 강산이 만들어진다.

한편 위에도 여러 가지 음식물과 함께 세균이 들어온다. 식사 때마다 위로 들어오는 세균의 수는 3천억~4천억 개 정도라고 한다. 그러나 이렇게 막대한 수의 세균은 위액의 강산에 의해 대부분 죽는다.

즉, 위와 여성의 질은 외부에서 침입해 들어오는 세균을 죽이기 위해 강산이 분비되는 것이다. 그런데 이렇게 몸을 지키기 위해 필요 불가결한 위산을 약으로 억제해버리면 어떻게 될까? 아무 제약 없이 위를 통과한 세균 중에 독성이 강한 것이 있다면 설사나 여러 가지 질병을 일으킬 것이다.

위약이 우리 몸에 끼치는 해는 이것뿐만이 아니다. 위산의 분비가 억제되면 소화효소를 활성화시키는 펩신이나 염산이 부족해져 소화불량을 일으킨다. 또한 위산이 충분하지 않으면 철이나 칼슘, 마그네슘 등의 미네랄도 제대로 흡수되지 못한다. 위궤양이나 위암 수술을 받은 사람은 빈혈 증세가 생기는데, 이것은 위 절제로 더 이상 위산이 분비되지 않기 때문이다.

뿐만 아니라 위산을 억제하면 장 속의 세균 균형이 무너져 면역력이 떨어진다. 우리 몸의 장 속에는 약 300종, 100조 개나 되는 장내 세균이 살고 있는데, 여기에는 비피더스균와 같은 '좋은 균'과 웰치균과 같은 '나쁜 균'도 포함되어 있다. 그러나 장내 세균 중에서 대다수를 차지하고 있는 것은 중간균(또는 기회주의균)이라고 불리는 좋은 균도 나쁜 균도 아닌 균이다. 이들 중간균은 장내에서 좋은 균이 늘어나면 좋은 균이 되고, 나쁜 균이 늘어나면 나쁜 균이 되는 성질을 가지고 있다. 따라서 좋은 균과 나쁜 균의 균형이 장내 환경을 결정한다.

위산의 분비가 불충분하면 소화효소가 활성화되지 못하고 음식물은 소화가 제대로 안 된 상태로 장내에 남아 있게 된다. 사람의 장내 온도는 37도 정도로 한여름 더위에 맞먹는데, 이러한 환경에서 음식물 찌꺼기가 남아 있으면 부패나 이상 발효가 일어나는 것은 당연하다. 이로 인해 장내에서는 나쁜 균이 이상 번식해 면역력이 저하되는 것이다. 게다가 위에서 막지 못한 세균이 장까지 들어오게 되므로 상태가 나빠지는 것은 당연한 일이다.

이처럼 **위약을 먹을수록 우리 몸에는 나쁜 영향을 끼친다.**

그러면 어떻게 해야 할까? 답은 간단하다. 위약을 먹지 않아도 되는 상태, 즉 가슴앓이나 팽만감 등이 일어나지 않도록 하면 된다. 그러려면 가슴앓이나 팽만감이 일어나는 이유를 알고 이러한 증상이 생기지 않도록 신경 써야 한다.

가슴앓이는 식도에 위산이 역류하기 때문에 나타나는 증상이다. 원래 식도는 알칼리성 상태이므로 산에는 약하다. 이 때문에 우리는 평소 위산이 역류하면 무의식적으로 알칼리성인 침을 삼킴으로써 역류한 위산을 씻어 내린다. 그러나 과식이나 소화불량 등으로 침으로 다 씻어 내릴 수 없을 정도의 산이 역류하면, 식도에 '미란(靡爛)'이라는 긁혀서 짓무른 듯한 상처가 생긴다. 여기에 다시 위산이 닿으면 상처에 알코올을 바르는 격이 되므로 통증과 불쾌감을 동반하는 '가슴앓이' 증상이 일어나는 것이다. 위약을 복용하면 가슴앓이가 싹 가시는 느낌이 드는 것은 위산의 역류를 억제하기 때문이다.

따라서 가슴앓이가 일어나는 것을 막기 위해서는 위 속의 물질이 역류하지 않도록 해야 하고, 그러려면 먼저 폭음·폭식과 담배, 술, 커피 등을 삼가야 한다. 그리고 더 중요한 것은 **저녁식사는 잠자기 4~5시간 전에 끝내고 잘 때는 위를 빈 상태로 두는 것이다.**

위 점막에는 '융모(융털)'라는 작은 돌기가 있어 이곳에서 위산이 분비된다. 그러나 위산을 억제하는 위약을 계속 복용하면 융모의 기능이 저하되어 점점 짧아진다. 이것이 바로 점막의 수축이다. 점막의 수축이 진행되면 위 점막이 얇아지므로 염증을 쉽게 일으켜 위축성 위염으로 발전한다. 위축성 위염에 걸릴 경우 위는 위산의 분비가 적어 헬리코박터피로리균이나 잡균의 온상이 되기 쉬우므로, 점막의 염증을 더욱 악화시켜 결국에는 위암의 원인이 된다.

위암 환자 중 90%가 헬리코박터피로리균에 감염된 것으로 보이는데, 이 헬리코박터피로리균은 위의 점막을 위산으로부터 보호하고 있는 점액 속이나 점막세포 속에도 침입할 수 있으므로 위산 분비가 정상적인 경우에도 감염자가 생길 수 있다. 뿐만 아니라 헬리코박터피로리균은 경구 감염(병원균이나 기생충이 붙어 있는 음식을 먹음으로써 일어나는 감염)되기 때문에 나이가 들수록 감염률이 높아 50세 이상 감염률은 60~70%나 된다고 한다.

　헬리코박터피로리균 감염이 반드시 위암으로 직결되는 것은 아니지만, 이 균의 증식을 막기 위해서도 제산제를 비롯한 위약의 복용은 되도록이면 피하는 것이 좋다.

모든 약은 기본적으로 '독'이다

많은 사람들이 아무렇지도 않게 '약'을 복용한다. 그러나 모든 약은 기본적으로 우리 몸에 '독'이라는 사실을 기억해두자. 화학약품(양약)을 싫어하는 사람이라도 한방약이라면 부작용도 없고 몸에 해도 없다고 믿기 쉬운데, 이 역시 잘못된 생각이다. 한방약이든 화학약품이든 약이 몸에 독이라는 것은 변함없는 사실이다.

나는 열아홉 살 때 독감에 걸린 이후로 한 번도 아파본 적이 없다. 따라서 약도 거의 먹은 적이 없다. 나처럼 몇십 년 동안 약을 먹지 않고 술이나 담배는 물론, 농약이나 식품 첨가물이 함유되어 있지 않은 식사를 계속하다 보면, 조금이라도 '약'이 들어갈 경우 몸이 아주 민감하게 반응한다. 예를 들어 화학조미료가 들어간 된장국을 먹으면, 맥박 수가 20 정도 많아지고 얼굴에 피가 확 올라오는 것이 느껴진다. 또한 커피를 한 잔 마시는 것만으로도 혈압이 10~20은 올라간다.

이처럼 소량의 약으로도 반응하는 것을 '화학약품 과민증'이라고 하는데, 내 견해로는 완전히 주객전도된 것이다. 우리 몸은 원래 이렇게 민감한 것이 정상이다. 즉, 많은 사람들이 술이나 담배, 커피나 홍차 등의 기호품을 상용하고, 식품 첨가물이나 화학조미료로 맛을 낸 식사를 일상적으로 하고 있는 탓에 약에 대한 내성이 생겨 자극에 둔감해진 것이다.

물론 나는 직업이 의사인 만큼 꼭 필요한 경우 환자들에게 약을 처방해준다. 하지만 그럴 경우에도 되도록 몸에 부담이 적은 약을 선택하기 위해 새로운 약을 처방하기 전에는 반드시 처방량의 4분의 1이나 8분의 1 정도를 직접 복용해보고, 내 몸에 어떤 반응이 일어나는지를 확인해보곤 했다.

물론 모든 약마다 부작용에 대해 자세하게 표시하고 있다. 하지만 그러한 약이라도 스스로 먹어보기 전에는 확실히 단정할 수 없다. 실제로 설명서에는 없는 반응이 나타나는 경우도 적지 않다. 이처럼 환자에게는 나의 체험과 일반적으로 알려진 부작용을 설명하고, 환자가 납득한 상태에서 '약'을 복용하도록 하고 있다.

그러나 언젠가 죽을 뻔한 일을 겪고 난 뒤에는 그런 실험을 하지 않게 되었다. 그날의 실험 대상은 바로 '비아그라'였다.

그때도 여느 때와 마찬가지로 가장 작은 50mg의 알약을 4분의 1로 잘라 먹어볼 생각이었다. 그런데 이 비아그라 알약이 이만저만 딱딱한 것이 아니어서 잘 잘라지지 않았다. 하는 수 없이 칼집을 낼 때 부스러진 가루를 손가락 끝으로 찍어 먹었다. 따라서 실제로 먹은 양은 7분의 1도 되지 않았을 것이다. 그럼에도 그 후의 고통은 이루 말할 수가 없을 정도였다. 돌이켜보면 그나마 그 정도만 먹은 것이 천만다행이었다.

비아그라의 부작용은 불과 10분 뒤에 나타났다. 가장 먼저 나타난 반응은 코가 막히는 증상이었다. 숨이 가쁘다고 생각하는 순간 얼굴이 갑자기 퉁퉁 부은 느낌이 들었다. 이후로도 숨이 가쁜 증상은 점점 심해져 혹시 이대로 질식해서 죽는 것은 아닐까 싶을 정도였다. 그때 얼마나 고통스럽고 불안했던지 나도 모르게 "제발 죽지만 않게 해달라."는 기도가 저절로 나왔다.

이 사건을 계기로 깨달은 사실은 '**효과가 빨리 나타나는 약일수록 독성도 강하다.**'는 것이다. 약을 선택할 때는 효과가 강한 약, 즉효성이 있는 약은 그만큼 몸에 해가 된다는 것을 잊지 말도록 하자.

위장약 중에도 생각지도 못한 부작용이 있는 경우가 적지 않다. 예를 들어 남성이 소화성궤양 치료제나 H_2블록커 계열의 위약을 상용하면 발기 장애를 일으킬 수 있으며, 정자 수가 급속히 감소한다는 데이터가 나와 있다. 따라서 최근 급증하고 있는 남성 불임은 많은 종류의 강한 제산제를 복용한 데도 그 원인이 있을 것이다.

　병원에서 이것저것 많은 약을 처방받는 것에 익숙해진 사람 중에는 자신이 복용하는 약이 어떤 것인지, 어떤 효과와 부작용이 있는지를 모르는 경우도 있을 것이다. 그러나 어떤 약이든지 우리 몸에 부담을 강요하게 마련이므로, 약을 복용할 때는 어떤 위험이 있는지를 확실히 알아두어야 한다.

직접 몸에 물어봐야 알 수 있다

내가 위상·장상에 주목하게 된 것은 장상의 좋고 나쁨이 단순히 그 장기만의 문제에 그치지 않고, 그 사람의 건강상태를 가장 잘 반영한다는 것을 알면서부터였다. 덕분에 지금은 내시경으로 위장을 보는 것만으로도 그 사람의 건강상태나 생활습관은 물론, 때로는 수명까지도 예측할 수 있다.

건강에 문제가 있는 사람은 반드시 위상·장상에 적신호를 보낸다. 예를 들어 유방암 환자는 게실이나 숙변이 많고 장상이 나쁘다. 유방암과 장은 일반적으로 생각할 때 관계가 없는 것 같지만 실제로는 밀접한 연관이 있다.

우리는 암이라는 병을 두려워해 어떻게든 그 발병 원인을 알아내고자 노력해왔다. 그러나 실제로 병이 발생하는 원인은 하나가 아니다. 이것은 암뿐만 아니라 다른 병도 마찬가지다. 식사, 수분, 기호품이나 약, 운동, 스트레스, 생활환경 등 그 사람을 둘러싼 모든 것이 복잡하게 서로 영향을 주고받은 결과 발병에 이르는 것이다.

그런데 최근에는 장기별 전문 의학 시스템 탓도 있겠지만 질병이 생긴 부분만으로 병을 해결하려는 경향이 있다. 예를 들어 가슴앓이를 호소하는 환자에게는 '위산과다' 때문이라며 위산 억제제를 처방한다. 위산이 필요 이상으로 분비되고 있으니 약으로 억제하려는 것이다. 물론 위산의 분비를 억제하면 가슴앓이 증상은 사라진다. 그러나 앞에서도 언급했듯이, 이러한 치료 방식은 한쪽을 낫게 하기 위해서 몸의 다른 부분에 많은 부담을 주거나 손상을 입히는 행위다.

나는 애당초 '위산과다'라는 생각 자체가 틀렸다고 생각한다. 위산이 과다하게 분비된다는 말은 옳지 않다. 위산은 건강을 유지하는 데 필요하기 때문에 분비되는 것이다. 이러한 우리 몸의 구조를 무시하고 무조건 약을 먹는 것은 건강을 해치는 결과를 가져올 수 있다.

우리 몸은 매우 섬세한 구조와 균형을 갖추고 있다. 이 섬세한 구조와 균형은 단세포생물에서 시작한 작은 생명체가 막대한 세월에 걸쳐 조금씩 이루어온 것이다. 그리고 이 구조는 우리 몸을 형성하고 있는 약 60조 개의 세포 하나하나에 작용하고 있다. 따라서 진정한 의미에서의 건강을 생각한다면, 사람의 몸을 세포 레벨로 파악해 무엇이 건강유지에 중요한 것인지를 알 필요가 있다.

우리 몸의 세포는 항상 조금씩 교체되고 있는데, 짧은 것은 수일, 긴 것은 수년 안에 전부 교체된다고 한다.

이때 새로운 세포의 재료가 되는 것이 바로 우리가 매일 섭취하고 있는 음식과 물이다. 따라서 식사와 물의 질이 우리의 건강을 좌우한다고 할 수 있다.

그리고 우리 몸의 기본이 되는 음식물을 받아들이는 기관이 바로 위장이다. 식사나 물의 질이 나쁘면 그것을 받아들이는 위장이 제일 먼저 타격을 받게 된다. 위장에서 흡수된 나쁜 성분은 혈관을 통해 온몸의 세포로 운반된다. 그리고 세포는 운반되어온 재료가 아무리 나빠도 그것으로 새로운 세포를 만들 수밖에 없다. 결국 식사의 질은 이런 과정을 통해 우리 몸에 반영되는 것이다.

위상·장상이 몸의 건강상태를 반영한다는 사실을 깨닫고 나서 환자들에게 식사와 생활습관에 관한 앙케트를 실시하고 있다. 지금까지 알려진 상식에서 벗어나 우리 몸에 좋은 것과 나쁜 것이 무엇인지 직접적인 임상결과를 통해 알아내기 위해서다. 우리 몸속에서 일어나는 일은 실험실의 비커 속에서 나타나는 반응과는 다르다. 진실을 알려면 직접 몸에 물어보는 수밖에 없다.

건강의 열쇠는 '엔자임'의 양이었다

앙케트의 결과나 여러 가지 임상 데이터를 수집하면서 한 가지 키워드를 발견했다. 바로 '엔자임(효소)'이다.

엔자임이란 과학적으로 말하면 '생물의 세포 내에서 만들어지는 단백질성 촉매의 총칭'이라 할 수 있다. 쉽게 표현하면 생물이 살아가기 위해 필요한 모든 행위를 가능하게 하는 것이다.

동물이든 식물이든 생명이 있는 곳에는 반드시 엔자임이 존재한다. 예를 들어 식물의 씨앗에서 싹이 나오는 것도 엔자임이 작용하고 있기 때문이다. 이 싹이 잎으로 성장하고 커다란 줄기로 자랄 때도 엔자임이 작용하고 있다. 우리 인간의 생명활동도 수많은 엔자임에 의해 이루어지고 있다. 소화흡수는 물론, 세포가 새로운 것으로 교체되는 신진대사도, 체내에 들어온 독소를 분해해 해독하는 것도 엔자임의 작용이다. 따라서 **엔자임의 양과 활성도가 건강상태에 큰 영향을 미치는 것이다.**

사람의 체내에서 작용하고 있는 엔자임은 5천 종 이상이라고 한다. 그런데 이것이 전부 체내에서 만들어지는 것은 아니다. 엔자임은 체내에서 만들어지는 것과 외부로부터 음식물의 형태로 섭취되는 것, 두 종류가 있다. 그리고 체내에서 만들어지는 효소 중에서 장내 세포가 만들어내는 것이 약 3천 종이라고 한다.

위상·장상이 좋은 사람들의 공통점은 엔자임을 다량 함유한 식품을 많이 섭취하고 있다는 것이다. 그리고 이것은 단순히 식품을 통해 엔자임을 섭취하는 데 도움이 될 뿐 아니라, 엔자임을 만들어내고 있는 장내 세포가 활발히 활동할 수 있는 장내 환경을 형성하는 데에도 도움이 된다.

한편, 위상·장상이 나쁜 사람들의 공통점은 엔자임을 소비하는 생활습관에 있었다. 습관적인 음주나 흡연, 과식이나 대식, 식품 첨가물을 함유한 식사, 스트레스가 많은 생활환경, 의약품 의존 등은 모두 엔자임을 대량으로 소비하는 행위다. 이외에도 나쁜 식사에 의해 장내에서 만들어진 독소, 자외선이나 X선, 전자파 등에 접촉했을 때 대량으로 생기는 프리래디컬(활성산소는 프리래디컬의 한 종류)의 해독에도 다량의 엔자임이 소비된다.

여기에서 우리는 건강을 유지하기 위해서는 체내의 엔자임을 증가시키는 식생활을 하고, 동시에 체내의 엔자임을 소비하는 생활습관을 개선할 필요가 있음을 알 수 있다. 그리고 이것이야말로 내가 주장하는 '신야 식사건강법'의 기본이다.

현재 엔자임은 건강 문제를 해결하는 열쇠로서 세계적인 주목을 받으며 연구가 진행되고 있지만, 아직까지 밝혀지지 않은 부분들이 많다.

미국의 효소연구 제1인자인 에드워드 하웰 박사는 생물이 일생 동안 만들 수 있는 엔자임의 총량은 정해져 있다고 말한다. 그는 이 일정량의 엔자임을 '잠재 효소'라고 부르는데, 이 잠재 효소를 모두 사용했을 때가 바로 그 생명체의 수명이 다한 때라는 것이다.

그의 가설이 옳은지 그렇지 않은지는 앞으로 더 두고 볼 일이지만, **몸속 엔자임의 양이 우리의 '생명'을 쥐고 있다**는 것은 확실하다. 체내에 엔자임의 양이 풍부하면 생명 에너지와 면역력도 높다고 할 수 있다. 즉, 우리의 건강상태는 체내 엔자임의 소비를 억제해 어떻게 충분한 상태로 유지하는가에 달려 있다.

아직까지 엔자임을 만들 수 있는 것은 생명체뿐이다. 발효식품처럼 엔자임이 풍부하게 들어 있는 식품을 인공적으로 만들 수는 있지만 그 엔자임을 만들어내는 것은 세균 등의 미생물이다. 즉, 미생물이 효소를 만들기 쉽도록 환경을 조성하는 것은 가능해도 효소 자체를 인공적으로 합성해서 만들어내는 것은 불가능하다.

신야 식사건강법이 '먹을거리'를 중요시하는 이유는 바로 여기에 있다. 앞에서도 언급했듯이, 엔자임 함유 식품을 섭취하면 장내 환경이 개선되어 결과적으로 장내 세포가 엔자임을 만드는 데 도움을 준다. 만약 하웰 박사의 말대로 생물이 일생 동안 만들 수 있는 엔자임의 양이 정해져 있다고 한다면, 자신 이외의 생명체가 만들어주는 엔자임을 효율적으로 섭취·활용하는 것은 스트레스나 환경오염 등에 의해 가뜩이나 엔자임 소모가 많은 현대사회를 살아가는 우리에게 하나의 희망이라 할 수 있다.

모든 것은 '미러클 엔자임'으로 설명할 수 있다

인간이 생명활동을 영위하기 위해 필요한 엔자임은 5천 종 이상이다. 엔자임의 종류가 이처럼 많은 것은 한 종류의 엔자임이 단 하나의 작용밖에 할 수 없기 때문이다.

예를 들어 같은 소화효소라도 침에 함유되어 있는 '아밀라아제'는 전분에만 반응하며 위액에 함유되어 있는 '펩신'은 단백질에만 반응한다. 그렇다면 문제점이 확실해진다. 음식물이나 장내 세균으로 효소를 보충한다 해도, 필요한 효소를 제대로 섭취할 수 있는가 하는 것이다.

실은 아무리 엔자임이 풍부한 음식물을 먹더라도 그 엔자임이 원래의 형태 그대로 흡수되어 체내에서 작용하는 것은 아니다. 그 중에는 무나 참마에 함유된 엔자임처럼 입이나 위와 같은 소화기관 속에서 작용하는 것도 있지만, 이러한 효소는 극히 일부에 불과하다. 즉, 음식물에 함유되어 있는 대부분의 효소는 소화 과정에서 분해되어 펩티드나 아미노산의 형태로 장에서 흡수된다.

그러면 엔자임의 형태로 흡수되지 않으면 아무 의미가 없지 않은가라고 생각할지도 모르겠지만 그렇지는 않다. 내가 수집한 임상 데이터는 엔자임이 풍부한 식사를 하고 있는 사람은 보다 엔자임(체내 효소)도 풍부하게 가지고 있다는 것을 명확히 보여주고 있다.

그러면 체내에서 어떠한 일이 일어나는 것일까? 여기서부터는 나의 가설이다. 내가 임상 데이터를 보고 생각한 것은 엔자임이 풍부한 식사를 함으로써 체내에 '엔자임의 원형'이 만들어지는 것은 아닐까 하는 것이다. 이것을 나는 '미러클 엔자임'이라 이름 붙였다.

내가 수천 종류나 되는 엔자임의 '원형'이 있을 것이라고 생각하게 된 계기는 특정한 곳에서 특정한 엔자임이 대량으로 소비되면, 몸의 다른 부분에서 필요한 엔자임이 부족해진다는 사실에 맞닥뜨렸기 때문이다. 쉬운 예를 들자면, 술을 많이 마신 뒤 간장에서 알코올 분해(해독) 엔자임이 대량으로 사용되면 위장에서 소화 흡수에 필요한 엔자임이 부족해진다.

이러한 사실에서 엔자임은 수천 종류가 각각 정해진 수만큼 만들어지는 것이 아니라, 원형이 되는 엔자임이 먼저 만들어지고 나서 그것이 필요에 의해 변환되어 필요한 곳에서 쓰이는 것은 아닌가라고 생각하게 되었다.

모든 생명체의 활동에는 엔자임이 관여하고 있다. 머리로 생각하거나 손가락을 움직이고, 호흡을 하거나 심장이 뛰고 있는 것도 모두 엔자임이 작용하고 있는 덕분이다. 그러나 이러한 기능을 하는 여러 가지 엔자임이 전부 완성품으로 만들어지고 있다면 효율성이 너무 떨어질 것이다. 사람의 몸은 더욱 합리적이고 효율적으로 만들어져 있다.

따라서 나의 가설이 옳다면, 어느 한 부분에서 대량의 엔자임을 소비한다는 것은 몸의 항상성을 유지하고 세포의 수리나 복구, 신경계·호르몬계·면역계를 정상적으로 유지하게 하는 엔자임이 그만큼 부족해진다는 의미다.

내가 미러클 엔자임의 존재를 믿는 또 다른 이유는 술이나 담배, 약 등을 상용하면 이들에 대한 '내성'이 생긴다는 사실이다.

예를 들어 술을 마시면 위와 장에서 흡수된 알코올이 간장에 모여 알코올 분해 엔자임에 의해 분해된다. 이때 간장에서는 몇 종류나 되는 엔자임이 동원된다. 그런데 알코올 분해 속도에는 상당히 개인차가 있다. 즉, 알코올 분해 속도가 빠른 사람은 간장에 알코올 분해 엔자임을 많이 가지고 있기 때문인데, 우리가 보통 '술이 세다'고 말하는 사람들이다. 이에 반해 '술이 약한 사람'은 알코올 분해 효소가 적은 사람이다.

그런데 원래 술이 약한 사람이라도 조금씩 자주 마시다 보면 술의 양이 늘게 된다. 이것은 간장에서 알코올 분해 엔자임이 자주 사용된다는 사실을 받아들여, 거기에 맞춰 몸이 변한 결과다.

이처럼 엔자임은 필요에 따라 그 양이 변한다. 이러한 변화가 가능한 것은 역시 어떠한 엔자임으로도 바뀔 수 있는 '미러클 엔자임'이 이미 몸속에 준비되어 있기 때문이 아닐까?

만약 그렇다면 우리의 몸은 엔자임이 많은 음식물의 섭취를 통해 체내에 '미러클 엔자임'을 저장했다가, 필요할 때마다 사용하도록 만들어져 있다는 얘기다.

'미러클 엔자임'의 존재는 아직까지는 가설이지만, 그동안 30만 명의 위장을 진찰하면서 연구한 임상 데이터는 이 가설을 훌륭하게 뒷받침해주고 있다.

항암제로 암이 낫지 않는 이유는?

앞에서도 설명했듯이 약은 근본적으로 몸에 해를 끼치는 '독'이다. 그것은 미러클 엔자임을 대량으로 소비시키기 때문인데, **약 중에서도 미러클 엔자임에 가장 나쁜 것이 '항암제'다.**

현대의 의학에서는 암 수술을 한 후에 암의 전이가 전혀 보이지 않는데도 예방 차원에서 일정 기간 항암제를 사용하는 것이 정론화되어 있다. 그러나 나는 항암제는 맹독일 뿐이라고 생각하고 있으므로, 예외적인 경우가 아니면 사용하지 않는다.

예를 들어 나는 대장 바깥쪽의 림프절에 암이 발견되는 경우에도 항암제를 사용하지 않는다. 이 경우 나의 치료법은 암이 침투한 부분을 절제해 눈에 보이는 암이 일단 제거되면, 그 다음에는 암을 초래한 원인으로 판단되는 것들을 배제해 나간다. 음주나 흡연 습관을 없애는 것은 물론 육류, 우유, 유제품도 4~5년간 완전히 금지시킨다. 그리고 육류 섭취를 소량으로 제한한 신야 식사건강법을 실천하도록 권하면서, 일상생활에서 자주 행복감을 느끼도록 정신적인 지원을 소홀히 하지 않는다. 이와 같이 나는 암이 재발하지 않도록 몸의 면역력을 높이는 치료법을 택하고 있다.

면역력, 생명력, 세포를 복구·재생시키는 활동을 책임지고 있는 것은 수천 종류의 엔자임이다. 그리고 면역체계가 건강하게 잘 돌아가는가 그렇지 않은가는 어떤 엔자임으로도 바뀔 수 있는 미러클 엔자임이 우리 몸속에 어느 정도 있는가에 달려 있다.

항암제가 '맹독'인 이유는 체내에 들어왔을 때 대량의 '프리래디컬(활성산소)'을 뿜어내기 때문이다. 항암제는 독성이 강한 활성산소를 대량으로 만들어냄으로써 온몸의 암세포를 죽인다. 그러나 활성산소는 암세포만을 죽이는 것이 아니다. 많은 수의 정상세포도 항암제에 의해 죽게 된다. 항암제를 사용하는 의사의 발상은 "독으로 독을 제압한다."라는 말과 같다고 할 수 있다. 즉, 항암제는 동시에 발암제도 될 수 있는 것이다.

그러나 사람의 몸은 늘 항상성(정상상태를 유지하려는 성질)을 유지하려고 한다. 이 때문에 독성이 강한 프리래디컬이 체내에서 대량으로 발생하면 몸속의 미러클 엔자임은 그것을 해독하기 위한 엔자임으로 형태를 바꾼다. 우리 몸은 가장 큰 피해를 입히는 활성산소의 중화에 전력을 다하는 것이다.

물론 항암제 치료로 암을 극복한 사람도 있다. 하지만 이들은 대부분 나이가 젊고 미러클 엔자임을 많이 가지고 있다고 생각되는 사람이다. 미러클 엔자임의 양은 나이가 들수록 줄어든다. 개인차는 있지만 젊은 층이 항암제 치료의 성공률이 높은 것은, 항암제로 인해 미러클 엔자임을 소모해도 손상된 상태를 회복하는 데 필요한 미러클 엔자임이 아직도 남아 있기 때문이라고 볼 수 있다.

항암제의 부작용으로는 식욕 부진과 구토, 탈모 등이 대표적인데, 이들은 모두 대량의 미러클 엔자임이 해독작용에 사용된 결과 몸의 각 부분에서 엔자임이 부족해 일어나는 증상으로 여겨진다. 항암제의 해독에 소비되는 미러클 엔자임의 양은 그만큼 막대한 것이다.

소화 엔자임이 부족하면 식욕이 없어진다. 동시에 대사 엔자임도 부족해지므로 세포의 신진대사가 정체되고 위나 장의 점막이 짓물러 구토를 유발한다. 피부가 거칠어지고 손톱, 발톱이 갈라지며 머리카락이 빠지는 것도 대사 엔자임의 결핍 때문에 생기는 현상이다. 정도의 차이는 있지만 약이 우리 몸속에 들어올 때도 이와 같은 증상이 일어난다.

약으로 질병의 근본적인 치료는 불가능하다. 약은 격렬한 통증이나 출혈 등 위급한 증상을 막기 위한 것이라고 생각하는 편이 좋다. 나도 위궤양으로 출혈과 통증을 호소하는 환자에게는 H$_2$블록커 같은 항산제(抗酸劑)를 처방한다. 그러나 복용 기간은 아무리 길어도 2~3주간이다. 그리고 이 기간 동안 궤양의 원인을 제거한다. 위궤양의 원인은 식사의 양, 질, 불규칙한 식사 시간이나 스트레스 등이며, 이러한 원인이 제거되지 않는 한 아무리 약을 먹어도 효과가 없다. 약을 복용하면 당장은 궤양이 나은 것 같아도 반드시 재발한다. 약은 결코 질병의 근본적인 치유 방법이 아니다.

질병을 근본적으로 고치는 방법은 평소 꾸준히 노력하는 것뿐이다. 따라서 원인을 제거해 위궤양이 치유되면, 두 번 다시 위궤양이 재발하지 않도록 규칙적인 식생활과 생활습관을 실천해 나가는 것이 중요하다.

미러클 엔자임은 저절로 무진장 만들어지는 것이 아니다. 올바른 식사와 엔자임을 낭비하지 않는 생활습관을 지킬 때 생명 그 자체가 만들어내는 귀중한 에너지원이다. 이 귀중한 미러클 엔자임의 소모를 어느 정도 억제할 수 있느냐가 병을 낫게 하고 건강하게 살 수 있는 비결이다.

음식의 상식을 믿으면
생명이 위험하다

'엔자임'을 키워드로 지금까지 알고 있는 상식을 점검해보면 그 중에는 잘못된 정보가 많다는 것을 알게 된다. '몸에 좋고, 건강에 좋다'고 생각해온 것 중에는 우리 몸의 구조를 거스르는 것이 많다. 병원의 입원환자에게 나오는 '병원식'도 그 중 하나다. 입원해본 사람은 알겠지만 병원에서는 무슨 일만 있으면 바로 '죽'을 먹게 한다. 특히 내장 기관을 수술한 후의 환자에게는 '위장에 부담을 주지 않도록 죽부터 시작'하는 것이 당연한 일처럼 되어 있다. 그러나 이것은 잘못된 것이다.

나는 위 수술을 한 환자에게도 처음부터 보통식을 먹게 한다. 엔자임의 작용을 안다면 죽보다 보통식이 좋은 이유를 금방 이해할 것이다. 보통식이 좋은 이유는 '꼭꼭 씹는' 행위가 필요하기 때문이다. 꼭꼭 씹는 것은 침의 분비를 촉진시킨다. 침 속에는 소화 엔자임이 들어 있는데, 씹는 행위에 의해 엔자임과 음식물이 서로 잘 섞여 음식물의 분해가 부드럽게 진행되므로 소화흡수가 좋아진다.

그러나 죽은 처음부터 흐물흐물한 상태이므로 제대로 씹지 않고 삼켜버리게 된다. 이 때문에 부드러운 죽은 엔자임이 충분히 섞이지 않아 오히려 소화가 잘 안 되고, 꼭꼭 씹게 되는 보통식 쪽이 소화가 잘되는 예상외의 결과가 나타나는 것이다.

위 수술을 한 지 4일째 되는 환자에게 점심식사로 초밥을 먹게 한 적도 있다. 단, 이때에는 반드시 '한 입 먹을 때마다 70회' 씹도록 당부한다. 꼭꼭 씹는 것은 환자에게만 좋은 것이 아니라 건강한 사람들에게도 소화흡수를 부드럽게 하기 위한 아주 중요한 행위다. 특별히 위장에 문제가 없는 사람이라도 30~50회가량 씹도록 노력하는 것이 좋다.

병원식에서 흔히 볼 수 있는 잘못이 또 있다. 바로 '우유'다. 우유에는 단백질, 지방, 당질, 칼슘, 비타민 등의 영양소가 함유되어 있다. 그 중에서도 우유는 칼슘이 많이 들어 있다는 이유로 꼭 챙겨 먹는 사람들이 많다.

그러나 실은 **우유만큼 소화가 안 되는 식품은 없다고 해도 과언이 아니다.** 한마디로 우유는 소화에 나쁜 식품이다. 우유는 끈적끈적하지 않고 매끄럽게 넘어가므로 목이 마를 때 물 대신 마시는 사람도 있지만 이것은 한참 잘못된 것이다.

우유에 함유된 단백질의 약 80%를 차지하고 있는 '카세인'은 위에 들어가면 바로 굳어져 소화에 아주 나쁘다. 뿐만 아니라 시판 중인 우유는 그 성분이 균질화되어 있다. '균질화'라는 것은 착유(우유를 짜는 일)한 우유의 지방분을 균질하게 하기 위해 휘저어 섞는 것을 말한다. 이 균질화 작업이 좋지 않은 이유는 휘저을 때 우유에 공기가 섞여 유지방분이 과산화지질이 되기 때문이다.

과산화지질이란 말 그대로 '산화가 상당히 진행된 지방'이라는 의미다. 쉽게 표현하면 '산화된 지방'을 말하는데, 활성산소와 마찬가지로 몸에 아주 나쁜 영향을 미친다. 이렇게 산화된 지방을 함유한 우유는 100도 이상의 고온에서 살균 처리 되는 과정을 거친다. 엔자임은 열에 약해 48~115도 사이의 온도에서 사멸된다. 즉, 시판 중인 우유는 엔자임이 들어 있지 않은 데다 지방분이 산화되고 단백질도 고온에서 변질되어 있으므로, 어떤 의미에서는 최악의 식품이다.

그 증거로 시판 중인 우유를 새끼소에게 먹이면, 새끼소는 4~5일 후에 죽어버린다고 한다. 엔자임이 없는 식품으로는 생명체가 건강하게 자랄 수 없는 것이다.

우유를 지나치게 많이 마시면 골다공증에 걸린다

시판 중인 우유가 몸에 나쁘다는 것을 안 것은 25년 전 친척 꼬마들 때문이었다. 두 아이는 모두 미국에서 태어나 자랐는데 생후 6, 7개월쯤에 아토피성 피부염에 걸렸다. 아무리 병원에 다니며 치료를 받아도 아이들의 아토피는 조금도 나아지지 않았다. 급기야는 혈변까지 보게 되자 아이들의 어머니는 깜짝 놀라 나에게 도움을 청했다. 그래서 서둘러 내시경으로 아이들의 장 속을 보았더니 궤양성 대장염 초기였다.

궤양성 대장염은 음식 때문에 생기는 경우가 많으므로 나는 즉시 아이들이 평소 자주 먹는 음식을 조사했다. 아이들에게 아토피가 생긴 시기는 의사의 지시대로 모유를 그만두고 우유를 먹기 시작한 때와 정확히 일치했다.

나는 아이들의 식사에서 즉시 우유와 유제품을 모두 없애도록 지시했다. 그러자 예상대로 혈변과 설사를 멈추고 아토피까지 완전히 치료되었다. 환자들에게 식사에 관한 앙케트를 실시할 때, 우유·유제품의 섭취 정도를 묻는 항목을 넣은 것도 이때의 경험 때문이다. 환자들의 임상 데이터는 우유나 유제품의 섭취가 알레르기 체질을 만들 가능성이 높다는 것을 명확히 보여주고 있다. 이것은 임신 중인 산모가 우유를 먹으면 아이에게 아토피가 나타나기 쉽다는 최근의 알레르기 연구 결과와도 일치한다.

일본에서는 약 30년 사이에 아토피나 꽃가루 알레르기 환자가 급속도로 증가해 다섯 명 중 한 명꼴이라고 한다. 알레르기 환자가 이처럼 급증한 이유에 대해서는 여러 가지 설이 있지만, 나는 그 첫 번째 원인이 1960년대 초에 시작된 학교 급식의 우유에 있다고 생각한다.

과산화지질을 함유한 우유는 장내 환경을 악화시켜 나쁜 균을 늘리고 장내 세포의 균형을 무너뜨린다. 그 결과 장내에는 활성산소, 황화수소, 암모니아 등의 독소가 발생한다. 이러한 독소가 어떠한 과정을 거쳐 어떤 병을 초래하는지는 아직 연구 중이지만, 우유가 여러 가지 알레르기뿐 아니라 어린이에게 백혈병이나 당뇨 등의 심각한 병을 일으키는 원인이 된다는 연구논문이 몇 차례나 발표되었다. 이러한 논문은 인터넷 등에서 찾아볼 수 있으므로 직접 확인하면 도움이 될 것이다.

우유에 관한 가장 큰 오해는 우유가 골다공증을 예방하는 데 도움이 된다는 것이다. 흔히 나이가 들어 골다공증에 걸리지 않도록 칼슘이 많은 우유를 매일 마시라고 권한다. 그러나 골다공증 예방에 우유가 좋다는 것은 잘못된 생각이다. **우유를 너무 많이 마시면 오히려 골다공증을 일으킨다.**

우유의 칼슘은 뼈째 먹는 생선 등 다른 식품에 함유되어 있는 것보다 흡수율이 좋다고 하지만 이것은 사실과는 조금 다르다.

우리 몸의 혈중 칼슘 농도는 통상 9~10mg(100cc 중)으로 일정하다. 그런데 우유를 마시면 혈중 칼슘 농도가 급속히 상승한다고 한다. 이 때문에 언뜻 보면 칼슘이 훨씬 많이 흡수되는 것처럼 생각되지만 이 '혈중 농도의 상승'이야말로 나쁜 결과를 가져온다. 칼슘의 혈중 농도가 급격히 올라가면, 우리 몸은 혈중 칼슘 농도를 정상치로 되돌리고자 항상성을 조절해, 여분의 칼슘을 신장을 통해 소변으로 배출시킨다. 즉, 칼슘을 섭취하기 위해 마신 우유의 칼슘은 오히려 체내의 칼슘량을 줄이는 결과를 초래하는 것이다. 우유를 많이 마시는 세계 4대 낙농국인 미국, 스웨덴, 덴마크, 핀란드에서 고관절 골절과 골다공증이 많은 것은 이러한 이유 때문일 것이다.

이에 비해 우리가 옛날부터 칼슘원으로 섭취해온 뼈째 먹는 생선이나 해조류에 함유된 칼슘은 혈중 칼슘 농도를 높일 정도로 급격히 흡수되지는 않는다. 게다가 우유를 마시는 습관이 없었을 때 오히려 골다공증 환자가 없었다. 현재도 매일 우유를 마시지 않는 사람이나 우유를 싫어하는 사람에게 골다공증이 많다는 이야기는 들어본 적이 없다. 작은 새우나 생선, 해조류는 장내에서 소화된 후 몸에 필요한 칼슘과 미네랄도 흡수되므로, 우리 몸의 구조에 알맞은 좋은 식품이라 할 수 있다.

'요구르트 신화'에 의문을 가지는 이유

최근 '카스피해 요구르트'나 '알로에 요구르트' 등 건강효과를 강조한 각종 요구르트가 인기를 끌고 있다. 그러나 요구르트를 매일 먹으면 장에 좋다는 말은 '거짓말'이다.

요구르트를 매일 먹고 있는 사람들은 "위장의 상태가 좋아졌다", "변비가 없어졌다", "허리가 날씬해진 것 같다"는 말들을 한다. 그리고 이러한 효과는 모두 요구르트에 함유되어 있는 '유산균' 덕분이라고 믿는다.

그런데 이 '유산균 덕분'이라는 것이 아무래도 의심스럽다. 사람의 장에는 원래 유산균이 존재하는데, 이를 '상재균'이라고 한다. 우리 몸은 외부에서 들어오는 균이나 바이러스에 대한 방어 시스템이 갖추어져 있으므로, 설령 들어오는 것이 몸에 좋은 유산균이라 하더라도 상재균이 아닌 것은 이 방어 시스템에 걸려 살균되게 끔 되어 있다.

　방어 시스템에서 제일 먼저 작동하는 것은 '위산'이다. 요구르트의 유산균은 장에 이를 때쯤에는 위산에 의해 거의 죽는다. 이 때문에 최근에는 '장까지 도달하는 유산균'이 함유된 요구르트도 등장하고 있다. 그러나 장까지 도달했다고 해도 과연 상재균과 손을 맞잡고 활동하는 것이 가능할까? 물론 실험실의 샬레 속에서는 살아 있는 채로 장에 도달하는 것이 확인되었다고 하지만 실제 위장 속은 실험실과 다르다.

　내가 이렇게 '요구르트 신화'에 의문을 제기하는 것은, 임상 현장에서는 요구르트를 매일같이 먹는 사람의 장상이 결코 좋지 않았기 때문이다. 따라서 나는 요구르트에 함유된 유산균이 살아 있는 채로 장에 도달한다고 해도, 그곳에서 장내 균형을 좋게 하는 활동을 하리라고는 생각하지 않는다.

　그러면 왜 사람들은 요구르트 '효과'를 보았다고 믿는 것일까? 그 이유 중 하나로 생각할 수 있는 것은 '젖당'을 분해하는 엔자임의 부족이다. 젖당은 유제품에 함유되어 있는 당분으로, 이것을 분해하는 엔자임인 '락타아제'는 나이가 들어가면서 감소한다. 그러나 이것은 어떤 의미에서는 당연한 이치다. 왜냐하면 젖당의 젖〔乳〕은 어린 아기가 먹는 것이지 어른이 먹는 것은 아니기 때문이다. 즉, 원래 락타아제는 어른에게는 필요 없는 엔자임인 것이다.

젖당은 요구르트에도 많이 함유되어 있다. 때문에 요구르트를 먹으면 젖당 분해 엔자임이 부족하므로 젖당이 제대로 소화되지 못하고 그 결과 소화불량이 생기게 된다. 따라서 요구르트를 먹으면 가벼운 설사를 일으키는 사람이 많다. 이 가벼운 설사로 그때까지 장내에 정체해 있던 대변이 배출되는 것을 '유산균 덕분에 변비가 나았다.'고 착각하는 것이다.

요구르트를 많이 먹으면 장상은 나빠진다. 이것은 30만 건의 임상 데이터가 입증해주는 결과다. 만약 당신이 요구르트를 자주 먹고 있다면 대변이나 방귀 냄새가 독해져 있을 것이다. 이것은 장내 환경이 나빠진 상태라는 증거다. 냄새가 고약한 것은 독소가 장내에서 발생하고 있기 때문이다.

이처럼 건강효과가 있다고 널리 알려져 있고, 기업 등이 그 효능이 얼마나 뛰어난지를 강조하고 있는 제품 중에도 실제로는 몸에 좋지 않은 것들이 많이 있다.

앞에서도 언급했듯이 이제 자신의 건강은 자신이 지켜야 하는 시대다. 다른 사람에게서 들은 정보를 무조건 받아들이지 말고 자신의 몸으로 확인해 진위를 판별하는 것이 필요하다. 자신의 몸으로 확인하라는 말은 그냥 단순히 먹어보고 해보라는 의미가 아니다. 그럴 경우 요구르트의 예처럼 '변비가 나았으니까 됐어.'라고 착각할 수도 있다.

자신의 몸으로 확인하는 것은 확실히 선택하고 실천하며, 정기적으로 신뢰할 수 있는 의사에게 '위상'과 '장상'을 진찰받는 등 객관적인 결과를 바탕으로 자신의 건강을 체크하라는 의미다. 이 책에서 소개하는 신야 식사건강법을 실천할 생각이라면 부디 실천하기 전과 후에 내시경검사를 받아보기 바란다. 틀림없이 위상·장상의 극적인 변화를 실감할 수 있을 것이다.

건강하게 오래 살기 위해서는 여기저기서 들려오는 소리에 부화뇌동하지 말고, 자신의 몸속에서 들려오는 소리에 더욱 귀 기울일 필요가 있다.

②

굵고 길게 살기 위한 식사법

무엇을 먹는가가
당신의 건강을 결정한다

당신은 무엇을 기준으로 하루하루의 음식을 선택하고 있는가? 서양에 "You are what you eat"라는 속담이 있다. "당신이 무엇을 먹고 있는가에 따라 당신이 결정된다." 즉, "무엇을 먹는가가 당신의 건강을 결정한다"는 의미다. 우리의 몸은 매일 먹는 식사를 통해 성장하고 건강을 유지한다. 즉, 건강도 병도 평소 식생활의 결과다.

    1996년에는 일본에서도 후생성(현 후생노동성)이 암, 심장병, 간장병, 당뇨, 뇌혈관 질환, 고혈압, 고지혈증 등 이른바 '성인병'이라고 불렸던 것을 '생활습관병'으로 명칭을 바꾸기로 했다(우리나라에서도 2003년 대한내과학회에서 '성인병'이라는 명칭을 '생활습관병'으로 고쳐 부르기로 결정했다 – 옮긴이). 이것은 '맥거번 리포트' 등에 의해 식사와 질병의 관계를 다시 생각함으로써 이들 질병이 '나이'가 아니라 '생활습관'에서 비롯된다는 사실이 명확해졌기 때문이다.

우리 주변에는 각종 먹을거리들이 넘쳐나고 있다. 그리고 이렇게 수많은 먹을거리 중에서 매일 어떠한 것을 선택하느냐에 따라 건강상태가 결정된다. 건강하게 오래 살고 싶다면, 단지 맛있어서 또는 좋아한다는 이유만으로 선택해서는 안 된다.

그런데 현대 의학은 환자의 과거 식습관에 대해 거의 물어보지 않는다. 현재 궤양성 대장염, 크론병(만성적인 염증성 장 질환), 교원병(膠原病 : 피부·관절·혈관 등 온몸의 결합 조직에 이상이 생기는 병), 백혈병 등은 이른바 '원인 불명의 난치병'으로 알려져 있는데, 나는 그 원인이 '식력(食歷)'에 있다고 생각한다. **식력과 질병의 관계가 더욱 연구되면 '원인 불명'의 병은 훨씬 줄어들 것이다.**

아무리 건강한 사람이라도 젊었을 때부터 담배를 피우고 매일 술을 마시며, 육류 위주의 식사를 하면서 채소와 과일은 거의 먹지 않고 우유나 요구르트·버터 등의 유제품을 즐겨 먹는다면, 대개 60세 정도에는 생활습관병에 걸리기 십상이다. 유전적으로 동맥혈관이 약한 사람은 고혈압이나 동맥경화, 심장병 등에 걸리기 쉽고 췌장이 약한 사람은 당뇨에 걸릴 수도 있다. 여성은 자궁근종이나 난소낭종, 유선증(유방 내 유선에서 딱딱한 멍울이 만져지는 증상)에서 암으로 진행하는 경우도 있으며, 남성은 전립선 비대증에서 전립선암이 되거나 폐암, 대장 폴립, 변형성 관절염이 발병하는 경우도 있다. 무슨 병이 될지는 그 사람의 유전적 요소나 환경에 의해서도 달라지므로 단정적으로 말할 수는 없지만, 잘못된 식생활이 병을 일으키는 것은 틀림없다.

내가 환자들에게 '식력'을 묻게 된 것은 내시경을 통해 위상·장상을 직접 볼 수 있게 된 지 2년 정도 지나서다. 나는 한 암환자에게 처음으로 식력에 대해 자세한 질문을 하기 시작했다.

건강검진이나 병원에서 진찰을 받을 때 생활습관을 질문하는 경우가 있기는 하지만, 대부분은 '현재'의 식사에 대해서만 관심을 기울인다. 하지만 그것은 별 의미가 없다. 왜 병에 걸렸는지를 알기 위해서는 '식력', 즉 그 사람이 과거에 어떤 음식을, 어느 정도의 빈도로 먹어왔는지를 알 필요가 있다. 물론 환자 중에는 기억이 잘 나지 않는다는 사람도 있지만 포기하지 않고 끈질기게 묻다 보면 여러 가지 사실을 알게 된다. 예를 들어 현재 우유를 하루에 한 잔씩 마시는 사람이라도 태어나서 바로 분유를 마셨는지, 어른이 된 후 우유를 마시게 되었는지에 따라 결과가 달라진다.

암환자의 식력을 조사해보고 발견한 사실은 그들이 동물식(육류, 생선, 달걀이나 우유 등의 동물성 식사)을 많이 섭취하고 있었다는 점이다. 게다가 이른 나이에 발병한 사람일수록 일찍부터 동물식(특히 육류,

유제품)을 많이, 그리고 자주 먹고 있었다. 유방암, 대장암, 전립선암, 폐암 등 발병한 암의 종류는 다양하지만 이러한 경향만은 같았다.

그리고 종류에 상관없이 암이 발병한 사람은 예외 없이 장상이 나빴다. 따라서 나는 몸 어딘가 암이 생긴 사람은 대장 폴립이나 대장암에 걸릴 가능성도 높으므로 반드시 대장내시경 검사를 받도록 하고 있다.

대장 검사의 제창자인 나에게도 많은 암환자가 찾아오는데 결과는 예상대로였다. 그 중에서도 여성은 유방암, 남성은 전립선암이 발병한 사람의 대장에 이상이 발견될 확률이 아주 높다는 임상 결과가 나와 있다. 이 결과를 받아들여 지금 미국에서는 유방암이나 전립선암 환자의 경우 대장 검사를 받는다는 인식이 꽤 널리 퍼져 있다. 만약 이러한 암 병력이 있는 사람이라면 되도록 빨리 대장내시경 검사를 받는 것이 좋다.

잘못된 식습관 때문에 생기는 병은 발병 원인인 식품을 먹었다고 해서 바로 나타나는 것은 아니다. 그러나 몸속에서는 지금까지의 식습관이 차곡차곡 축적되고 있다. 현재 별 증상이 없다고 해서 안심하지 말고 잘못된 식습관을 하루라도 빨리 바로잡으려는 노력이 필요하다.

신야 식사건강법으로
암이 재발하지 않는 이유

이상 세포가 증식해 조직이 뭉쳐 있는 것을 '종양'이라고 한다. 종양 중에서도 침윤(병균 따위가 차차 번져 나가는 현상)이나 전이하지 않는, 즉 성장에 한계가 있는 것을 '양성 종양', 그렇지 않은 것을 '악성 종양'이라고 한다. 이 악성 종양이 바로 '암'이다. 그리고 제일 먼저 종양이 생긴 장기나 부위의 명칭에 따라 '대장암', '폐암', '간암', '유방암' 등으로 불린다.

암 진단을 받은 사람이 가장 먼저 걱정하는 것은 '전이'의 여부일 것이다. 전이할 경우 외과수술로 암 부위를 완전히 제거하기가 힘들어지기 때문이다.

전이란 최초로 암이 발생한 곳과는 다른 곳에 암이 나타나는 현상이다. 일반적으로 암이 전이하는 이유는 림프절이나 혈관을 통해 암세포가 다른 장기로 운반되어 거기서 증식하기 때문이라고 한다. 그러나 나는 처음 어딘가에 생긴 암세포가 증식하는 과정에서 다른 장기로 퍼진다고는 생각하지 않는다.

통상적으로 암이 발견되는 시기는 적어도 직경 1센티미터 정도의 종양으로 자란 뒤다. 암의 종양은 하나의 암세포가 증식해서 생긴 것이다. 고작 1센티미터의 종양이라도 그것을 형성하는 세포의 수는 수억 개에 이른다. 따라서 1센티미터 정도로 증식하는 데 걸리는 시간은 결코 짧지 않다. 즉, 암이 생활습관병인 이상 어딘가에서 암이 발생했다는 것은 그 사이에 종양으로까지는 성장하지 않은 암세포가 이미 전신에서 생기고 있다고 생각할 수 있다. 눈에 보이지 않는다고 해서 암세포가 없다는 생각은 위험한 것이다.

평소의 생활습관으로 인해 몸속에 축적된 '독'은 마치 시한폭탄처럼 온몸의 세포에 장치되어 있다. 수많은 폭탄 중에서 어떤 것이 가장 먼저 폭발하느냐는 그 사람의 유전적 요인이나 생활환경 등에 따라 다르다. 식품 첨가물이나 농약을 사용해서 자란 식품을 많이 섭취한 사람은 독소를 관리하는 간에 장치된 폭탄이 가장 먼저 폭발할 것이다. 식사 시간이 불규칙하고 차나 위장약을 자주 먹는 사람은 위에서 먼저 폭발할지도 모른다. 그러나 비슷한 생활을 하더라도 유전적 요소가 다르면 발병하는 장소는 달라질 것이다. 즉, 암은 어느 한 부분만 공격하는 '국소병'이 아니라 우리 몸

어디든지 공격할 수 있는 '전신병'이다.

그런데도 몸의 여기저기로 '전이'한 것처럼 보이는 것은, 전신에 장치되어 있는 폭탄이 시간차를 두고 차례대로 폭발해 나가기 때문일 것이다.

이렇게 생각하면 원발병소(처음으로 발병한 부위)를 림프절이나 혈관까지 포함해서 광범위하게 절제하는 일반적인 수술 방법이 과연 올바른 것인지 의문이 생긴다.

암의 전이로 원발병소를 절제하면 전이 부분의 암이 급성장하기 시작하므로 위험하다고 한다. 그러나 이것도 암을 전신병이라고 생각하면 당연한 일이라고 할 수 있다. 그렇지 않아도 생명 에너지가 급격히 저하되고 있는 상황에서 림프절이나 혈관까지 포함한 장기를 넓은 범위로 잘라버리면, 몸의 면역기능이 더욱 떨어지는 것은 당연하기 때문이다.

따라서 나는 대장암의 경우 림프절로의 전이를 막기 위해, 또는 눈에 보이지 않는 암 때문에 장간막(장을 매달아 유지하는 복막의 일부분)을 광범위하게 절제하는 수술은 하지 않는다. 암을 남겨두는 것보다 림프절을 제거함으로써 입는 타격이 크다고 생각하기 때문이다.

현대 의학에서는 암은 절제하지 않는 한 자연 치유가 불가능하다고 하지만 이것도 잘못된 생각이다. 인간의 면역력과 자연 치유력은 우리가 생각하는 것보다 훨씬 강하다. 내 환자들이 림프절에 암세포가 조금 남아 있어도, 식사요법으로 재발하지 않고 건강을 유지하고 있는 것이야말로 좋은 증거라고 할 것이다.

신야 식사건강법에 따라 식사 개선을 하면 생명 에너지인 '미러클 엔자임'이 대량으로 보충된다. 이와 동시에 미러클 엔자임을 소모하는 생활습관도 개선되므로 그 효과는 배로 증가한다. 미러클 엔자임의 양이 충분히 회복되면, 본래 가지고 있는 면역력이 높아져 활성화된 면역세포의 활동에 의해 암을 억제한다는 게 나의 견해다.

물론 이 건강법에도 한계는 있다. 암이 말기까지 진행한 상태라면 아무리 식사나 생활습관을 개선하고 면역력을 높이는 서플리먼트를 섭취해도 몸의 기능을 완전히 회복시키기는 어렵다. 왜냐하면 이미 미러클 엔자임이 거의 다 소모된 상태이기 때문이다.

나의 임상 경험에 따르면 암이 대장의 절반에서 3분의 2가량 침투한 사람이라도, 원발병소를 절제한 후에 올바른 식생활을 실천하고 항암제 대신 '미러클 엔자임'이 더욱 효과적으로 작용하도록 서플리먼트를 처방하면, 전이나 재발 없이 건강을 되찾았다.

나를 찾아오는 대부분의 환자들이 질병의 유무를 검사하려는 것이 목적인 만큼 말기까지 진행한 암환자가 드물기는 하지만, 그럼에도 수술 후에 신야 식사건강법을 실천한 사람 중 재발이나 전이가 일어난 경우는 단 한 명도 없었다. 이것은 실로 주목할 만한 결과가 아닐 수 없다. 내 환자들 가운데는 치료 중에 암으로 사망한 경우가 한 건도 없다. 의사로서 '사망진단서'를 한 번도 써본 적이 없다는 사실을 나는 무척 자랑스럽게 생각한다.

무조건 엔자임이
많이 함유된 식품을 먹자

어린 시절, 나는 어떤 개와도 금방 친해지곤 했다. 거기에는 나만의 비결이 있었는데, 침을 손바닥에 발라 개에게 핥도록 하는 것이었다. 이 방법을 쓰면 어떤 개와도 순식간에 친구가 될 수 있었다. 개가 사람의 입을 핥고 싶어한다는 것을 알아채면서 개가 침을 좋아한다는 사실을 알게 되었던 것이다. 그래서 손바닥에 침을 바르고 개에게 핥게 해보았더니 개들은 한결같이 좋아서 난리를 치며 꼬리를 흔들었다. 초등학교 때부터 이 방법으로 주변의 개들과 친구가 되었지만, 당시에는 왜 개가 '침'을 좋아하는지는 알지 못했다.

그 수수께끼가 풀린 것은 의사가 되어 '엔자임'에 주목하면서부터였다.

"그렇군! 개는 침에 들어 있는 엔자임을 좋아했던 거야!"

그리고 동물들은 모두 엔자임을 원한다는 사실을 깨달았다.

사자와 같은 육식동물은 먹이를 잡았을 때 반드시 '내장'부터 먹는데 이것은 내장이 엔자임의 보고이기 때문이다. 에스키모처럼 식물이 거의 자라지 않는 극한지방의 사람들도 바다표범을 잡으면 제일 먼저 내장부터 먹는다. 토끼는 자신의 배설물 중에서 가장 먼저 배설한 부드러운 똥을 먹는데, 이것은 소화가 덜 된 성분과 함께 엔자임을 재흡수하기 위해서다.

최근에 급증하고 있는 애완동물의 질병도 그 원인을 짐작할 수 있다. 바로 펫푸드(pet food) 때문이다. 펫푸드에는 애완동물에게 필요한 영양분이 골고루 함유되어 있다고 하지만, 그것은 어디까지나 엔자임을 무시한 현대의 영양학에 기반을 둔 것이다.

열량이 충분해도, 그리고 미네랄·단백질·지방 등의 영양이 충분하다고 해도 엔자임이 함유되어 있지 않으면 생물은 생명을 유지해 나갈 수 없다. 그러나 엔자임은 열에 약해 48~115도에서는 파괴된다. 그런데도 펫푸드는 통조림, 드라이 푸드에 상관없이 가공과정에서 반드시 가열된다. 즉, 엔자임은 펫푸드를 만드는 과정에서 사라지고 마는 것이다.

원래 야생동물은 익혀서 먹지 않는다. 나는 가까운 장래에는 대부분의 애완동물의 질병도 생활습관병이 될 것이라고 생각한다.

펫푸드의 문제는 사람의 식사에도 그대로 적용할 수 있다. 현재 영양학의 중심이 되고 있는 것은 '열량'과 '영양소'다. '열량의 과다 섭취를 삼가고 영양이 균형 잡힌 식사를 하자.' 이것이 현대 영양학의 골자다.

현대 영양학에 따르면 하루에 필요한 열량은 성인 남성 2,000kcal, 성인 여성 1,600kcal이며, 이것을 영양적 특징에 따라 나눈 4가지 식품군으로 균형 있게 섭취할 것을 권한다. 이 4가지 식품군 중 제1군(단백질군)은 유제품과 달걀로, 양질 단백질·지질·칼슘·비타민 A·비타민 B_2를 함유한, 영양을 더욱 완벽하게 하는 식품이다. 제2군(칼슘군)은 육류와 생선, 두부와 이들을 원료로 한 식품으로, 양질 단백질·지질·비타민 B_1·비타민 B_2·칼슘 등을 함유한 근육과 혈액을 만드는 식품이다. 제3군(미네랄 및 비타민군)은 채소와 과일로, 비타민류와 미네랄·섬유 등을 함유한 몸의 기능을 조절하는 식품이다. 그리고 제4군(탄수화물군)은 곡물·설탕·유지방 등으로 당질·지질·단백질 등을 함유한 체온이나 에너지의 원천이 되는 식품이다.

그러나 이러한 내용 어디에도 '엔자임(효소)'이라는 단어를 찾아볼 수 없다. 사실 식품에 함유된 엔자임의 양을 아는 것은 간단한 일이 아니다. 보디 엔자임(체내 효소)의 양에 개인차가 있듯이 식품이 가지고 있는 엔자임에도 개체 차가 크기 때문이다. 예를 들어 사과 하나에도 그 사과가 자란 환경, 또는 수확 후 경과한 시간에 따라 엔자임의 함유량은 차이가 난다.

신야 식사법에서는 기본적으로 엔자임을 많이 함유한 식품을 좋은 식품, 엔자임이 적거나 줄어들고 있는 식품을 나쁜 식품으로 규정하고 있다. 따라서 가장 좋은 것은 미네랄이 풍부하고 비옥한 토지에서 화학비료나 농약을 사용하지 않고 키운 것을 수확 후 바로 먹는 것이다.

채소, 과일, 육류, 생선 할 것 없이 신선할수록 엔자임의 양이 많다. 우리가 신선한 식품을 먹었을 때 '맛있다'고 느끼는 것은 엔자임이 가득 들어 있기 때문이다.

그러나 사람은 다른 동물과는 달라서 식재료를 조리해서 먹는다. 삶거나 굽고 때로는 기름에 튀기기도 한다. 엔자임은 열에 약해서 조리를 할수록 그 양이 줄어든다. 하지만 그렇다고 해서 무조건 날 것으로 먹을 수는 없다. 결국 **식재료를 선택하는 법, 조리법, 먹는 법이 매우 중요하다고 하겠다.** 이에 대해서는 이제부터 자세하게 설명하겠다.

산화된 식품을 먹으면
몸도 산화된다

신선한 식품이 몸에 좋은 이유는 엔자임이 많이 들어 있기 때문이기도 하지만, 또 하나는 '산화'되지 않았다는 점 때문이다.

산화란 물질이 산소와 결합하는 것으로 쉽게 말하면 '녹스는 것'이다. 우리는 식품이 녹스는 현상을 일상적으로 늘 보고 있다.

예를 들어 튀김기름이 검게 변색하거나 사과나 감자 껍질을 벗기면 갈색이나 황색으로 변색하는 것도 '산화=녹'이다. 이것은 공기 속에 있는 산소의 영향 때문이다. 산화는 물질이 산소와 결합하는 현상이므로 오래된 식품은 그만큼 '산화가 진행된 식품'이라 할 수 있다. 그리고 **이렇게 산화된 식품이 우리 몸에 들어오면 프리래디컬, 특히 활성산소를 만들어내는 원인이 된다.**

프리래디컬은 세포 내의 유전자를 파괴하고 암의 원인을 만드는 등 각종 건강상의 문제를 불러일으킨다. 최근에는 프리래디컬이 병의 근원으로서 텔레비전이나 잡지 등에서도 자주 다루어지고 있다. 요즘 인기 있는 대부분의 건강법이 이 프리래디컬에 어떻게 대항할 것인가에 초점을 맞추고 있다. 적포도주나 코코아가 몸에 좋다고 하는 것은 항산화물질인 폴리페놀이 함유되어 있기 때문이며, 대두에 들어 있는 이소플라본이 인기를 끌고 있는 것도 이것이 항산화물질이기 때문이다. 사람들이 프리래디컬을 두려워하는 것은 프리래디컬이 보통 산소의 수십 배에 맞먹을 만큼 강한 산화력을 가지고 있기 때문이다.

프리래디컬을 만들어내는 것은 산화된 식품만이 아니다. 술이나 담배 이외에 호흡을 하는 것만으로도 프리래디컬이 발생한다. 사람은 산소를 들이마셔서 세포 내의 당분이나 지방을 연소해 에너지를 만들고 있는데, 이때 체내에 들어온 산소의 약 2%가 프리래디컬이 된다.

이 프리래디컬은 악당으로 취급받기 일쑤지만, 우리 몸에 아주 중요한 역할을 하기도 한다. 즉, 몸속에 들어온 바이러스, 세균, 곰팡이 등을 퇴치해 감염을 막아주는 것이다. 단, 일정량 이상 증가하면 정상적인 세포의 세포막이나 DNA까지 파괴해버린다.

우리 몸에는 프리래디컬이 지나치게 많아질 때를 대비해 프리래디컬을 중화시키는 작용을 하는 항산화물질인 엔자임이 있다. 대표적인 것이 'SOD(Superoxide Dismutase)'라고 불리는 엔자임이다.

그런데 SOD는 40세를 넘으면서 급격히 감소한다. 생활습관병의 발병이 40대 이후에 많아지는 것은 이 엔자임이 감소하기 때문이라는 주장도 있다.

이처럼 원래 우리 몸에 있는 SOD가 나이를 먹어가면서 감소하기 시작했을 때 여분의 프리래디컬과 싸우는 것이 '미러클 엔자임'이다. 미러클 엔자임이 풍부하면 필요에 의해 프리래디컬을 중화시키는 엔자임으로 작용하기 때문이다. 그러나 미러클 엔자임의 수가 적으면 프리래디컬에 의해 건강상태가 나빠지는 것을 막을 수 없게 된다.

즉, 산화된 식품을 먹으면 체내에 프리래디컬이 대량으로 만들어진다. 그러나 산화된 식품에는 엔자임이 부족하고 남아 있다고 해도 아주 소량이므로, 우리 몸은 충분한 미러클 엔자임을 만들 수가 없다. 그 결과 프리래디컬을 중화하지 못하고 병에 걸리고 마는 악순환이 생기는 것이다.

반면에 신선하고 엔자임이 풍부한 식품을 먹으면, 필요 이상으로 프리래디컬이 만들어지는 일도 없고 체내 미러클 엔자임의 소모를 막게 되므로 생명 에너지가 충만해진다.

따라서 무엇을 먹는가가 당신의 건강을 결정한다는 것은 결코 과장된 말이 아니다.

마가린만큼 몸에 나쁜 기름은 없다

가장 산화하기 쉬운 식품의 대표 주자는 바로 '기름(지방)'이다.

기름은 각종 식물의 씨앗에 많이 함유되어 있다. 현미에도 식물성 기름이 많이 들어 있다. 우리가 흔히 '기름'이라고 부르는 것은 이러한 식물의 씨앗을 짠 것이다. 유채기름, 올리브기름, 참기름, 면실유(목화씨기름), 옥수수기름, 포도씨기름 등의 식용유는 모두 인공적으로 유분만을 추출한 것이다.

옛날에는 기계 등의 압력으로 기름을 짜내는 압착법이 일반적이었다. 그러나 지금은 압착법으로 기름을 짜지 않는다. 시간과 노력이 많이 들어가는 데다 손실되는 양도 많고, 추출 단계에서 열을 가하지 않으므로 다른 방법으로 짜낸 기름보다 빨리 변질되기 때문이다.

현재 시판 중인 대부분의 기름은 '용제추출법(溶劑抽出法)'에 의한 것이다. 즉, 원재료에 헥산이라는 화학용제를 넣어 끈적끈적하게 만든 다음, 가열해 기름을 빼낸 뒤 고압·고열을 가해 용제만 증발시켜 기름을 만든다. 이 방법은 손실되는 양이 적고 가열을 하기 때문에 쉽게 변질되지 않지만, 이 방법으로 추출된 기름은 우리 몸에 굉장히 나쁜 '트랜스지방산'이라는 성분으로 바뀐다. 즉, 부패(산패)하지 않는 대신 몸에 해를 끼치는 성분이 함유되어 있는 것이다.

트랜스지방산은 자연계에는 존재하지 않는 것으로, 나쁜 콜레스테롤은 증가시키고 좋은 콜레스테롤은 감소시키며 암, 고혈압, 심장질환의 원인이 되는 등 건강상의 각종 피해를 가져온다는 사실이 보고되어 있다. 이 때문에 미국과 유럽에서는 트랜스지방산의 함유량에 제한을 두고 그 수치를 초과할 경우 판매를 금지하고 있다.

이처럼 몸에 나쁜 트랜스지방산을 가장 많이 함유하고 있는 것이 바로 '마가린'이다. **대부분의 사람들은 동물성 지방인 버터보다 식물성 기름인 마가린이 콜레스테롤도 없고 몸에 좋다고 믿기 쉬운데, 전혀 그렇지 않다. 실제로는 마가린만큼 몸에 나쁜 기름이 없다.** 그래서 나는 **환자에게 아예 "집에 마가린이 있다면 즉시 버리세요."라고 말할 정도다.**

원래 식물성 기름은 상온에서는 액체 상태다. 이것은 식물성 기름에 불포화지방산이 많이 함유되어 있기 때문이다. 같은 지방이라도 동물성 지방이 상온에서 고체 상태인 것은 포화지방산을 많이 함유하고 있기 때문이다.

그런데 마가린은 식물성 기름인데도 고체 상태다. 마가린이 상온에서도 고형인 이유는 수소를 첨가해 인공적으로 불포화지방산을 포화지방산으로 변화시켰기 때문이다. 마가린의 원재료인 식물성 기름은 원래 용제추출법으로 추출된 트랜스지방산을 함유한 기름이다. 여기에 수소를 첨가시켜 일부러 불포화지방산을 포화지방산으로 변화시켰으니 이것보다 나쁜 기름은 없다고 해도 과언이 아니다.

마가린과 맞먹을 정도로 트랜스지방산을 다량 함유한 기름이 바로 '쇼트닝'이다. 가정에서 쇼트닝을 요리에 사용하는 경우는 거의 없겠지만, 시판 중인 쿠키나 스낵류, 패스트푸드인 프렌치프라이 등에는 쇼트닝이 많이 사용되고 있다. 스낵 과자나 패스트푸드가 몸에 나쁘다고 말하는 데는 이와 같이 트랜스지방산의 문제도 있다.

우리 몸에는 기름요리가 맞지 않다

　요즘에야 기름을 사용하지 않은 음식이 오히려 드물 정도로 튀기고 볶는 요리가 흔해졌지만 우리가 기름으로 조리한 음식을 먹게 된 것은 그리 오래지 않다. 이에 반해 그리스나 이탈리아 등 지중해 지역에 사는 사람들은 옛날부터 올리브를 재배해 그 기름을 사용한 요리를 먹어왔는데, 그 역사는 6천 년에 가깝다고 한다. 그리고 이렇게 기름을 사용한 음식을 오랫동안 먹어온 식문화는 그들의 유전자 속에 '기름을 소화하는' 시스템을 만들게 했을 것으로 추정된다.

　기름(지방)은 췌장에서 분해·소화되는데, 나의 임상 데이터로 볼 때 우리의 췌장 기능은 옛날부터 기름기 있는 음식을 먹어온 나라의 사람들과 비교하면 약한 것 같다.

위 부분의 통증을 호소해 내시경검사를 해보면, 위염이나 위궤양도 아니고 십이지장궤양도 아닌 경우가 흔하다. 그래서 혈액검사를 해보면 대개 췌장의 이상을 나타내는 아밀라아제 수치가 높다. 그들의 식습관은 대개 튀김을 좋아하고 먹는 빈도수도 높았다.

그런데 기름을 사용한 음식을 더 많이 먹는 서구인 중에서 췌장에 문제가 발생하는 사람은 거의 없다. 즉, 우리 몸은 서구인처럼 기름을 사용한 음식을 잘 소화하지 못하는 것이다.

만약 당신이 기름에 튀기거나 볶은 음식을 1주일에 2~3회 먹고 있는데 종종 상복부에 통증을 느낀다면 췌장염일 가능성이 있으므로 서둘러 췌장 검사를 받도록 하자. 특히 동물성 지방은 삼가고 있지만 식물성 기름은 괜찮다고 생각해 튀김이나 볶음요리를 즐겨 먹는 사람은 요주의해야 한다. 식물성 기름이라도 인공적으로 추출한 기름을 자주 섭취하는 것은 우리 몸에 좋지 않다.

튀김이나 볶음을 좋아해 도저히 포기할 수 없다면 적어도 먹는 횟수만큼은 줄이도록 하자. 가능하면 튀김은 한 달에 한 번 정도로 그치는 것이 좋다.

나는 튀김을 거의 먹지 않지만, 가끔씩 먹을 때는 튀김옷을 벗겨 되도록 기름을 섭취하지 않도록 하고 있다. 그러면 무슨 맛으로 먹느냐는 사람은 양을 줄이고 꼭꼭 씹어 먹도록 한다. 꼭꼭 씹어 침을 섞게 되면 트랜스지방산이 어느 정도 중화되기 때문이다.

그렇다고 트랜스지방산이 완전히 중화되는 것은 아니다. 어쨌든 튀김은 몸속의 엔자임을 소모시키는 음식임을 잊지 말도록 하자.

또한 기름으로 조리한 것은 산화가 매우 빨리 일어난다. 조리 후 시간이 지난 기름 요리는 과산화지질 덩어리와 마찬가지다. 그렇지 않아도 우리 몸에 나쁜 기름, 더욱이 조리한 후 시간이 지난 기름 요리는 절대 먹지 않도록 하자.

필수지방산을 제대로 섭취하는 방법

기름의 주요 성분인 '지방산'은 크게 '포화지방산'과 '불포화지방산'으로 분류된다. 불포화지방산은 말하자면 '좋은' 지방산으로 심장, 순환기, 뇌, 피부 등의 기능을 유지하는 데 필요한 영양소다. 불포화지방산 중에는 우리 몸에서는 생성되지 않는 것이 있는데, 이것을 '필수지방산'이라고 한다. 구체적으로 말하면 '리놀산', '리놀렌산', '아라키돈산' 등이다.

예전에 올리브기름을 매일 한 티스푼씩 먹으면 필수지방산을 섭취하는 데 좋다는 이야기가 퍼져 크게 유행한 적이 있었다. 그러나 그 후 매일 올리브기름을 먹으면 난소암에 걸리기 쉽다는 연구 결과가 나와 지금은 완전히 시들해졌다.

사실 이들 불포화지방산은 매우 산화되기 쉬운 성질을 가지고 있다. 아무리 압착해서 짜낸 올리브기름이라 해도 역시 인공적으로 짠 기름을 먹는 것은 권할 만한 것이 못 된다.

불포화지방산은 생선에 함유되어 있는 것을 섭취하는 것이 가장 안전하다. 특히 정어리나 고등어 같은 '등 푸른 생선'에는 'DHA'나 'EPA'와 같은 양질의 불포화지방산이 많이 함유되어 있다. 'DHA'나 'EPA'는 뇌의 활동을 좋게 하는데, 특히 참치 눈 속의 지방에 많이 함유되어 있다고 해서 화제가 된 적도 있다.

즉, 일부러 기름을 먹지 않아도 자연 그대로의 식품을 먹으면, 그 속에 함유된 지질에서 불포화지방산을 섭취할 수 있는 것이다.

기름은 공기에 접촉하면 바로 산화하기 시작한다. 따라서 조리할 때는 되도록 기름을 사용하지 않는 것이 좋다.

그러나 비타민 A를 흡수하는 데는 기름을 사용해서 조리하는 편이 좋다고 한다. 때문에 톳(녹미채)과 같이 비타민 A를 많이 함유한 식재료를 조리할 때는 기름을 사용할 것을 권장한다. 이것은 비타민 A가 '지용성', 즉 기름에 녹기 쉬운 성질이 있으므로, 기름과 함께 섭취하면 더 잘 흡수한다고 알려져 있기 때문이다.

물론 비타민 A는 지용성이다. 그러나 조금만 궁리해보면 인공적으로 짠 기름을 첨가하지 않아도 이것을 충분히 흡수할 수 있다. 왜냐하면 지용성 비타민의 흡수에 필요한 기름의 양은 극히 소량이기 때문이다. 따라서 기름을 사용해서 조리하지 않아도, 대두나 깨 등 지방분을 함유한 식품을 아주 조금만 첨가해서 먹는 것만으로도 비타민 A를 충분히 흡수할 수 있다.

사람에게 필요한 지방은 인공적으로 짜거나 추출한 것을 첨가하지 않아도, 지방분을 함유한 식품을 자연 그대로의 형태로 섭취하는 것으로 충분하다.

자연 그대로의 형태로 먹는다는 것은 곡물, 콩류, 땅콩이나 식물의 씨앗 등 기름의 원료가 되는 것을 그대로 통째로 먹는 것이다. 이것이 가장 안전하고 가장 건강한 지방산 섭취법이다.

시판되는 우유는 '녹슨 지방'

시판 중인 우유도 기름과 마찬가지로 산화가 진행되는 식품이다.

물론 가공하기 전의 우유 속에는 여러 가지 '좋은' 성분이 함유되어 있다. 탄수화물인 젖당을 분해하는 엔자임이나 리파아제와 같이 지방을 분해하는 엔자임, 프로테아제라는 단백질을 분해하는 엔자임 등 여러 가지 엔자임이 많이 함유되어 있다. 항산화 작용, 항염증 작용, 항바이러스 작용, 면역조절 작용 등의 효과가 있는 것으로 알려진 락토페린도 들어 있다.

그러나 **시판 중인 우유는 이러한 '좋은 성분'들이 가공 과정에서 전부 없어진 상태다.** 우유가 생산되는 과정은 대략 다음과 같다. 먼저 소의 젖에 흡인기를 끼우고 젖을 짜낸 뒤 그것을 일단 탱크에 붓는다. 각 농가에서 이렇게 모은 생우유를 더 큰 탱크로 옮긴 다음 휘저어 균질화한다. 균질화란 생우유에 함유된 지방 알갱이를 잘게 부수는 것이다.

생우유에는 약 4%의 지방이 함유되어 있는데, 그 대부분은 '지방구(脂肪球)'라고 불리는 작은 '알갱이'로 존재한다. 지방구는 클수록 잘 떠오르기 때문에 생우유를 그냥 두면 지방분만 크림층이 되어 떠오른다. 내가 어렸을 때 마셨던 병 우유는 두꺼운 종이로 만들어진 뚜껑을 따면 뚜껑 뒷면에 하얀 크림 상태의 지방이 붙어 있었다. 이것은 균질화를 하지 않아 운반 과정에서 지방구가 떠오른 것이다. 이러한 현상을 방지하기 위해 지금은 균질화시키는 기계를 사용해 지방구를 잘게 부수고 있다. 이렇게 해서 '균질 우유'가 만들어진다.

그런데 균질화 과정에서 생우유에 함유되어 있는 유지방은 산소와 결합해 '과산화지방'으로 변한다. 과산화지방은 산화된 지방을 말하는데, 쉽게 말해 '심하게 녹슨 지방'이라고 할 수 있다. 산화한 지방이 몸에 나쁜 것은 앞에서 언급한 대로다. 우유의 가공 과정은 여기에서 끝난 것이 아니다. 균질화된 우유는 잡균들의 번식을 막기 위해 가열·살균하도록 되어 있다. 우유의 살균 방법은 크게 4가지로 나누어진다.

❶ 저온유지살균법(LTLT) : 62~65도에서 30분간 가열해서

살균한다. 일반적으로 '저온살균법'이라고 불린다.

❷ 고온유지살균법(HTLT) : 75도 이상에서 15분 이상 가열해서 살균한다.

❸ 고온단시간법(HTST) : 72도 이상에서 15초 이상 가열해서 살균한다. 세계적으로 가장 많이 사용되고 있는 살균 방법이다.

❹ 초고온단시간살균법(UHT) : 120~130도에서 2초간(또는 150도에서 1초간) 가열해서 살균한다.

세계에서 가장 일반적인 방법은 고온단시간법이지만, 일본에서는 초고온단시간살균법이 가장 보편화되어 있다(우리나라도 마찬가지다-옮긴이). 다시 한 번 말하지만 엔자임은 열에 약하고 48도에서 파괴되기 시작해 115도에서 완전히 죽는다. 따라서 아무리 단시간이라도 **130도의 고온에서 엔자임은 거의 완전히 파괴되고 만다.**

또한 초고온 상태가 되면 과산화지방의 양은 더욱 증가한다. 게다가 더 큰 문제는 단백질이 열을 받아 성질이 변하는 열성변질이다. 달걀을 오래 삶으면 노른자 부분이 암녹색으로 변하고 푸석푸석해지는데 우유의 단백질에도 비슷한 변화가 일어난다. 그리고 열에 약한 락토페린도 소실된다. 이처럼 시판 중인 우유는 오히려 우리 몸을 해롭게 하는 식품이다.

소젖은 원래 송아지를 위한 것

원래 우유(牛乳)는 송아지가 마시는 것이다. 따라서 여기에 함유되어 있는 성분은 송아지의 성장에 적합한 것들로 이루어져 있다. 송아지의 성장에 필요한 것이 반드시 사람에게도 유용하다고는 할 수 없다. 무엇보다 자연계를 보면 알 수 있듯이, 어떤 동물의 경우에도 '젖'을 먹는 것은 갓 태어난 새끼뿐이다.

어른이 되어서도 '젖'을 먹는 동물은 자연계에서 존재하지 않는다. 이 것이 자연의 섭리다. 인간만이 종이 다른 동물의 젖을 굳이 산화까지 시 켜가며 마시고 있다. 즉, 자연의 섭리에 어긋난 행위를 하고 있는 것이다.

일본에서는 학교 급식으로 어린이들에게 강제적으로 우유를 마시게 하고 있다. 영양이 풍부한 우유는 성장기 어린이들에게 좋다는 믿음 때문이다. 그러나 우유와 사람의 모유가 비슷하다는 생각은 크나큰 오해다.

우유와 모유에 함유되어 있는 영양소를 서로 비교해보면 비슷해 보이긴 하다. 단백질, 지질, 젖당, 철분, 칼슘, 인, 나트륨, 칼륨, 비타민 등의 영양소가 양쪽에 모두 함유되어 있다.

그러나 '질'과 '양'은 전혀 다르다. 우유에 함유된 단백질의 주성분은 카세인이라고 불리는 것이다. 그런데 앞에서도 언급했듯이 이것은 사람의 위장이 소화하기 힘든 단백질이다. 이외에도 우유에는 면역기능을 높이는 항산화물질인 락토페린도 함유되어 있는데, 락토페린의 함유량은 우유보다 모유에 훨씬 많다. 모유에 함유된 락토페린의 양이 1.5%인 데 비해 우유에 함유된 락토페린은 0.01%에 불과하다.

이처럼 송아지가 먹는 우유와 인간의 아기가 먹는 모유는 성분부터가 완전히 다르다. 같은 '아기'라도 종이 다르면 필요한 것도 달라지게 마련이다. 하물며 '어른'이야 말할 필요도 없을 것이다.

예를 들어 우유에 함유된 락토페린은 위산에 약하므로, 아무리 가열 처리를 하지 않은 생우유를 마신다고 해도 어른이 마시면 위산에 분해되어버린다. 이것은 모유의 락토페린의 경우에도 마찬가지다. 갓 태어난 아기가 모유에서 락토페린을 제대로 흡수할 수 있는 것은 위가 발달하지 않아 위산의 분비가 적기 때문이다. 즉, 같은 인간의 '젖'이라도 성장한 성인이 마시기에는 적절하지 않은 것이다.

신선한 생우유라고 하더라도 우유는 사람이 마시기에는 적합하지 않은 식품이다. 이렇게 '별로 좋지 않은' 생우유를 우리는 균질화에 고온살균까지 해서 '나쁜 식품'으로 만들고 있다. 그리고 학교 급식이라는 형태로 우리의 소중한 아이들에게 먹이고 있는 것이다.

또 한 가지 문제는 젖당을 분해하는 엔자임인 '락타아제'를 충분히 가지고 있는 사람이 상당히 드물다는 점이다. 젖당을 분해하는 엔자임은 장의 점막에 있다. 이 엔자임은 갓난아기였을 때는 거의 대부분이 충분한 양을 가지고 있지만, 나이를 먹어감에 따라 점차 줄어든다.

우유를 마시면 배가 부글부글거리거나 설사를 하는 사람이 흔히 있는데, 이것은 엔자임이 부족해서 젖당을 분해할 수 없기 때문에 일어나는 증상이다. 이와 같이 젖당을 분해하는 엔자임이 전혀 없거나, 아니면 극히 적은 것을 '젖당불내증(乳糖不耐症)'이라고 한다. 일본인 중에 완전한 젖당불내증은 그렇게 많지 않지만, 엔자임이 부족한 사람은 약 85%에 이른다고 한다(한국인의 경우 80% 이상 – 옮긴이).

젖당은 포유류의 '젖' 속에만 존재한다. 본래 '젖'이라는 것은 갓난아기가 먹는 것이다. 건강한 아기라면 모두 락타아제를 충분히 가지고 있다. 게다가 우유에 함유되어 있는 젖당의 양이 약 4.5%인 데 비해 모유에 함유되어 있는 젖당의 양은 약 7%다.

젖당을 많이 함유한 모유를 먹고 자란 아이가 어른이 되면서 젖당을 분해하는 엔자임이 없어진다는 것은, 성장하면 '젖'을 먹을 필요가 없기 때문이 아닐까. 자연의 섭리에 따라서 말이다.

그래도 우유가 좋다는 사람은 균질화하지 않고 저온살균한 우유를 가끔씩 마시는 정도로 그치자. 그리고 우유를 싫어한다면 굳이 일부러 마실 필요가 전혀 없다. 우유를 마셔도 몸에 이로울 것이 하나도 없기 때문이다.

사람보다 체온이 높은 동물의 고기는 피를 탁하게 한다

신야 식사건강법에서는 곡물과 채소 중심의 식사를 하고, 육류·생선·유제품·달걀 등의 동물성 식사는 되도록 전체의 15% 이하로 줄이도록 권장한다.

동물성 식사에 포함된 단백질은 현재의 영양학에서는 주로 이상적인 영양소로 인식되고 있으며, 장내에서 아미노산에 의해 분해·흡수되어 피와 살이 된다고 알려져 있다.

그러나 아무리 좋은 식품이라도 필요 이상으로 많이 섭취하면 몸에는 독이 된다. 특히 동물성 단백질을 지나치게 섭취하면 위장에서 완전히 분해·흡수되지 못하고 장내에서 부패해 대량의 독소를 만들어낸다. 독소의 주요 성분은 황화수소, 인돌, 메탄가스, 암모니아, 히스타민, 니트로소아민 등이며 여기에 덧붙여 프리래디컬까지 만들어진다. 이러한 독소를 해독하기 위해 장내나 간장에서 대량의 엔자임이 소비되는 것이다.

단백질의 필요량은 체중 1kg당 약 1g이다. 예를 들어, 체중이 60kg인 사람이라면 하루에 60g으로 충분하다. 그러나 실제로는 일본인의 하루 단백질 섭취량이 성인 남성의 경우 평균 84.9g이나 된다는 데이터가 나와 있다.(우리나라의 경우 2001년 1인당 하루 단백질 섭취량은 88.94g이다 - 옮긴이) 이것은 미국인의 섭취량에 맞먹는 양이므로 분명히 과잉 섭취라고 할 수 있다.

과잉 섭취한 단백질은 최종적으로는 소변으로 배출되는데, 이 단계까지 이르는 동안 몸에 여러 가지 피해를 가져온다. 우선 몸에 불필요한 단백질은 소화 엔자임에 의해 아미노산으로 분해되고, 아미노산은 간장에서 다시 분해되어 혈액으로 흘러든다. 그러면 혈액이 산성을 띠게 되는데 이것을 중화시키기 위해 뼈나 이에서 다량의 칼슘이 빠져나온다. 그리고 이 칼슘과 산화한 혈액은 신장에서 여과된다. 즉, 여분의 단백질은 다량의 수분, 칼슘과 함께 몸에서 배출되는 것이다. 물론 이 과정에서 대량의 엔자임이 소모되는 것은 말할 것도 없다.

이와 같은 단백질의 과잉 섭취가 '육류(육류의 가공식품도 포함)'나 '우유(유제품도 포함)'에 의해 이루어진 경우 우리 몸에 미치는 피해는 더욱 심각하다. 왜냐하면 이러한 동물성 식사에는 '식이섬유'가 함유되어 있지 않은데 이것이 장상의 악화에 박차를 가하기 때문이다.

식이섬유는 사람의 소화 엔자임으로 분해할 수 없는 난소화물(難消化物)로, 대표적인 것으로는 식물에 함유되어 있는 '셀룰로오스(섬유소)'나 '펙틴', 게나 새우 껍데기에 함유되어 있는 '키틴' 등이 있다.

고기를 많이 먹어서 식이섬유가 부족해지면 대변의 양이 줄어 변비나 숙변의 원인이 된다. 이러한 상태가 지속되면 장벽에 주머니 모양으로 움푹 파인 '게실'이 생기는데, 이곳에 독소나 숙변이 쌓여 폴립이나 암이 생길 수 있다.

동물성 단백질의 예로 육류의 문제점만 지적해왔지만, 또 다른 동물성 단백질원인 '생선류'를 과잉 섭취했을 때도 몸에 해롭기는 마찬가지다. 단, 나의 임상 데이터에 의하면 육류를 주로 먹는 사람의 장과 생선을 주로 먹는 사람의 장은 결정적인 차이점이 있다. 생선을 많이 먹는 사람은 아무리 장상이 나빠도 '게실'이 생기지 않는다는 것이다. 이른바 '의학서'에는 육류든 어류든 유제품이든 간에 식이섬유가 없는 것을 많이 섭취하면 게실이 생긴다고 나와 있지만, 내 임상 경험에 따르면 육류 섭취량이 적은 대신 생선을 많이 먹는 사람의 장은 경련이나 장벽이 딱딱해지는 증상은 보이지만 게실은 생기지 않았다.

이와 같은 장상의 차이는 무엇 때문에 생기는 것일까? 나는 육류와 어류의 '지방'의 질이 다르기 때문에 이러한 차이가 생긴다고 생각하고 있다.

흔히 육류에 들어 있는 포화지방산은 몸에 나쁘고, 어류에 들어 있는 불포화지방산은 콜레스테롤 수치를 낮추는 등 우리 몸에 좋은 것으로 이해하고 있는데, 이보다 더욱 간단한 공식이 있다. 사람보다 체온이 높은 동물의 지방은 나쁘고, 사람보다 체온이 낮은 동물의 지방은 좋다고 생각하면 된다.

소나 돼지, 새의 체온은 38.5~40도로, 사람보다 높다. 닭의 체온은 이보다도 더 높은 41.5도다. **이와 같이 사람보다 체온이 높은 동물의 지방은 그 온도에서 가장 안정된 상태를 유지한다. 즉, 이보다 체온이 낮은 사람의 몸속에 들어가면 끈적끈적하게 굳어진다.** 이러한 지방이 혈액의 점성을 높이는 것이다. 끈적끈적해진 혈액은 흐름이 나빠져 혈관 속에서 정체되거나 막혀버린다. 이것을 나는 '피가 더러워진다.'라고 표현한다.

한편 변온동물인 어류는 보통 사람보다 훨씬 낮은 체온을 유지하고 있다. 이러한 지방이 체온이 높은 사람의 몸속에 들어오면 어떻게 될까? 생선에 열을 가하면 지방이 녹아서 졸졸 흐르는 액체 상태가 된다. 생선의 지방이 사람의 몸속에 들어왔을 때도 이와 같은 현상이 일어나는 것이다. 생선의 지방이 혈액의 점성을 낮쳐 나쁜 콜레스테롤 수치를 낮춘다고 하는 것은 이 때문이다.
 따라서 같은 동물성 단백질이라도 '육류'로 섭취하는 것보다 '생선류'로 섭취하는 편이 우리 몸에는 훨씬 좋다.

'붉은 살 생선'은 신선할 때
먹는 것이 좋다

생선에는 '흰 살 생선'과 '붉은 살 생선'이 있다. 일반적으로 붉은 살 생선보다 흰 살 생선이 몸에 좋다고 하는 것은 붉은 살 생선이 산화가 빨리 일어나기 때문이다. 붉은 살 생선은 '철분'을 많이 함유하고 있어 산화되기도 더 쉽다.

참치나 가다랑어 등 붉은 살 생선으로 불리는 것은 이름 그대로 근육조직이 '붉은색'을 띠고 있는데, 이것은 근육이 '미오글로빈'이라는 특수한 단백질을 많이 함유하고 있기 때문이다.

미오글로빈은 산소를 비축하는 것이 가능한 구상(球狀) 단백질로, 아미노산의 폴리펩티드 사슬 하나와 철을 함유한 포르피린으로 구성되어 있다. 미오글로빈은 대사에 사용될 때까지 세포 내에 산소를 모아둘 수 있으므로, 돌고래나 고래·바다표범 등 장시간 물속에 잠겨 있어야 하는 동물의 근육에서 흔히 볼 수 있다. 일반적으로 동물의 살이 붉은색을 띠고 있는 것도 미오글로빈 때문이다.

참치나 가다랑어 등에 미오글로빈이 많은 것은 이들이 바다 속을 엄청난 속도로 헤엄치는 것과 관련이 있다. 빠른 속도로 헤엄치기 위해서는 근육에 대량의 산소가 공급되지 않으면 안 된다. 이 때문에 산소가 부족하지 않도록 미오글로빈을 많이 함유하게 되는 것이다.

붉은 살 생선은 이 미오글로빈 때문에 공기에 접촉하면 즉시 산화된다. 붉은 살 생선이 좋지 않다고 하는 이유는 바로 여기에 있다.

반면 흰 살 생선은 미오글로빈을 함유하고 있지 않기 때문에 금방 산화되지는 않는다.

그런데 DHA나 EPA와 같은 항산화물질은 붉은 살 생선에 더 많다. 게다가 미오글로빈에는 자연 형태 그대로의 철분이 풍부하게 함유되어 있으므로, 붉은 살 생선은 빈혈이 있는 사람에게 아주 좋은 식품이라 할 수 있다. 그러나 이 철분도 산화하면 빈혈 개선은커녕 건강에 해를 끼치는 결과를 초래할 수 있다.

따라서 **붉은 살 생선을 먹을 때는 신선도가 높은 것을 고르는 것이 중요하다.**

나는 참치 초밥을 좋아해서 가끔씩 먹고 있는데, 이때에는 반드시 참치의 표면을 5밀리미터 정도 잘라낸 다음 초밥으로 만들어달라고 주문한다.

일본 고치(高知)의 향토요리 중에 '가다랑어 다타키'라는 것이 있는데, 이것은 표면을 살짝 불에 그슬어서 단백질을 변질시킴으로써 공기에 접촉해도 산화되지 않도록 조리한 것이다. 이러한 조리법이라면 불길이 닿지 않은 속 부분은 산소가 차단되므로 산화를 방지할 수 있다. 그리고 생선 껍질 부분에 붙기 쉬운 기생충을 죽이는 장점도 있다.

조금만 궁리하고 수고를 들이면 붉은 살 생선은 질 좋은 식재료가 된다. 단, 그래도 동물성 단백질임에는 변함없으므로 지나치게 많이 먹는 것은 삼가도록 하자. 그리고 최근의 참치에는 수은 함유량이 높다는 보고도 있다. 혈액 검사를 하면 수은 농도가 상당히 높게 나타나는 사람이 있는데, 특히 참치를 자주 먹는 사람은 한번 검사를 받아보는 것이 좋다.

토양 오염과 마찬가지로 해양 오염도 우리 건강에 직결된다는 인식을 가지고 개선해 나가야 할 문제다.

식물성 85%, 동물성 15%가 이상적인 식사

신야 식사건강법에서는 식물성 식사와 동물성 식사의 비율이 '85 대 15'가 되도록 권하고 있다. 그러다 보니 "동물성 식사가 이렇게 적으면 단백질이 부족하지 않나요?"라는 질문을 자주 받게 된다. 그러나 걱정할 필요 없다. **식물성 식사를 통해서도 단백질을 충분히 섭취할 수 있다.**

우리 몸의 조직은 다른 동식물과 마찬가지로 주로 단백질로 구성되어 있다. 그러나 육류나 생선과 같이 단백질이 많이 함유된 식품을 먹어도 그것이 그대로 우리 몸을 만드는 데 사용되는 것은 아니다. 왜냐하면 한마디로 '단백질'이라고 해도 그것을 구성하고 있는 아미노산의 배열이 다르기 때문이다.

따라서 우리가 단백질을 섭취하면 장내 소화 엔자임이 그것을 최소단위인 아미노산으로 분해한 뒤 장벽에서 흡수한다. 그리고 흡수한 아미노산을 체내에서 재합성해 사람에게 필요한 단백질로 다시 만드는 것이다.

우리 몸의 단백질을 구성하는 아미노산은 약 20종류로, 이 중에는 인간의 체내에서 합성할 수 없는 것이 8가지 있다. 리신, 메티오닌, 트립토판, 발린, 트레오닌, 류신, 이소류신, 페닐알라닌으로, 이들을 '필수 아미노산'이라고 한다. 필수 아미노산은 한 종류라도 빠지면 중대한 영양 장애를 일으킬 수 있을 정도로 중요하기 때문에, 매일 반드시 섭취해야만 한다.

이 필수 아미노산을 전부 함유하고 있는 것이 '양질의 단백질'이라고 불리는 동물성 단백질이다. 현재의 영양학이 동물성 단백질을 매일 섭취하도록 권장하는 것은 이 때문이다.

그러나 식물성 단백질에도 전부는 아니지만 많은 필수 아미노산이 함유되어 있다. 곡물과 잡곡류, 콩류, 채소, 버섯류, 과일, 해조류에도 아미노산이 풍부하게 들어 있다. **김의 37%가 단백질로** 이루어져 있다고 하면 많은 사람들이 놀라지만, 같은 해조류인 다시마가 아미노산의 보고라는 것은 널리 알려진 사실이다.

식물성 식품 중에서도 **대두는 옛날부터 '밭에서 나는 고기'로 불릴 정도로 아미노산을 많이 함유**하고 있다. 대두의 필수 아미노산 함유량은 트레오닌만 기준치에 조금 못 미치는 정도로, 동물성 단백질과 비교해도 거의 손색이 없다.

또한 앞에서도 언급한 바와 같이 동물성 단백질의 과잉 섭취는 건강에 심각한 문제를 가져온다. 물론 식물성 단백질도 지나치게 많이 섭취하면 좋지 않다. 그러나 동물성 지방이 없고 식이섬유가 풍부한 것을 고려하면, 식물성 단백질을 중심으로 부족한 부분만을 동물성 단백질, 그것도 생선으로 섭취하는 것이 건강을 위해서는 가장 좋은 방법이라 할 수 있다.

식물성 식품 하나에 필수 아미노산이 전부 들어 있는 것은 없다. 그러나 우리는 한 가지 식품만을 먹지는 않는다. 우리의 식사는 주로 곡물을 주식으로 여러 가지 반찬과 국으로 구성되어 있다. 따라서 식물성 식품을 적절히 배합하면 식물성 식사만으로도 필수 아미노산을 충분히 섭취할 수 있다.

백미는 죽은 식품이다

 최근에는 탄수화물을 섭취하면 살이 찌므로 밥의 양을 되도록 줄인다는 사람을 자주 볼 수 있다. 그러나 **쌀을 먹으면 살이 찐다는 생각은 틀린 것이다.** 나는 식사 전체의 40~50%를 곡류로 하고 있지만, 영양이 전체적으로 균형을 이루고 있어 절대 살이 찌지 않는다.

 단, 내가 주식으로 하는 곡류는 많은 사람들이 흔히 먹고 있는 '정백미'가 아니다. 현미에 납작보리, 조, 수수, 피, 메밀, 율무, 키누아(안데스 산맥이 원산지인 곡물로 전분과 단백질이 많고 철, 칼슘, 섬유질이 풍부하다) 등의 잡곡 중에서 다섯 종류 정도를 골라 섞어 먹고 있다. 이들 곡류는 모두 무농약으로 재배하고 정제하지 않은 신선한 것들이다.

 신선한 것이 아무리 좋다고 해도 쌀은 수확 시기가 있으므로 항상 갓 수확한 것을 먹을 수는 없다. 따라서 나는 현미가 산소에 닿지 않도록 진공 포장한 것을 구입해 포장을 뜯은 후 거의 열흘 안에 다 먹는다. 이것은 쌀도 공기에 접촉하는 순간부터 산화가 진행되기 때문이다. 특히 정제한 백미는 산화하는 속도가 현미보다 훨씬 빠르다. 이것은 껍질을 벗긴 사과가 금방 갈색으로 변하는 것과 같은 현상이다.

벼의 씨앗인 '쌀'은 열매를 맺은 상태에서는 왕겨라는 껍질에 쌓여 있다. 이 왕겨 부분을 벗긴 것이 '현미', 현미에서 과피, 종피, 호분층 등 '겨'라고 불리는 부분을 제거한 것이 '배아미', 여기에서 배아(씨눈)까지 제거해 배젖만 남긴 것이 '백미'다.

백미는 색깔이 새하얗고 부드러우며 단맛이 강해 대부분의 사람들이 즐겨 먹고 있지만, 실은 쌀의 가장 중요한 부분을 제거한 '죽은 식품'이다.

사과나 감자는 껍질을 벗기면 산화해서 갈색으로 변한다. 백미도 색깔은 변하지 않지만 껍질을 벗겼기 때문에 현미보다 빨리 산화된다. 자가 정미기 등으로 갓 정미한 백미를 먹으면 맛있게 느껴지는 것은 산화되지 않았기 때문이다.

백미에는 '겨'와 '배아' 부분이 없다. 따라서 당연한 말이지만 물에 담가두어도 불기만 할 뿐 발아하지는 않는다. 그러나 현미는 적당한 온도에서 물에 담가두면 발아한다. **발아할 수 있는 현미는**

생명력을 감춘 '살아 있는 식품'이다. 이것만 봐도 백미가 죽은 식품이라는 것을 이해할 수 있을 것이다.

식물의 씨앗은 적절한 환경이 갖추어지면 발아할 수 있도록 엔자임을 많이 숨겨두고 있다. 또한 씨앗 속에는 함부로 발아하지 않도록 발아를 억제하는 '트립신 인히비터'라는 아주 강력한 물질이 함유되어 있다. 곡물이나 콩, 감자류를 익히지 않고 먹을 경우 우리 몸에 해가 되는 것은, 트립신 인히비터를 중화하고 소화하기 위해 대량의 소화 엔자임이 소비되므로 에너지가 손실되는 결과를 낳기 때문이다. 그러나 이 트립신 인히비터는 열을 가하면 없어지고 소화하기도 쉬우므로, 곡류는 모두 열을 가한 뒤 먹는 것이 좋다.

정제하지 않은 곡물에는 몸에 좋은 영양소가 가득 차 있다. 단백질, 탄수화물, 지방, 식이섬유가 풍부하고 그 외에도 비타민 B_1이나 비타민 E, 그리고 철이나 인 등의 미네랄과 같이 수많은 미량 영양소(아주 적은 양이라도 우리 몸에 꼭 필요한 영양소)가 골고루 들어 있다. 물론 미러클 엔자임의 원형이 되는 엔자임도 풍부하게 함유되어 있다.

백미는 아무리 좋은 것이라도 영양소가 현미의 4분의 1 정도밖에 되지 않는다. 특히 배아 부분에는 여러 가지 영양소가 가득 들어 있으므로 정미할 때는 최소한 배아미로 그치는 것이 좋다.

현미로 밥 짓기가 힘들다는 사람이 많지만, 지금은 현미밥 기능이 첨가된 밥솥이 시중에 판매되고 있으며, 아주 조금만 발아시킨 '발아현미'도 손쉽게 구입할 수 있다. 발아현미라면 현미밥 기능이 없는 전기밥솥으로도 맛있게 밥을 지을 수 있다.

'밀'의 경우도 마찬가지로 밀을 정제하면 영양소가 격감한다. **빵이나 파스타 등을 먹을 때는 전립소맥분(정제하지 않고 열매를 그대로 이용한 밀가루)을 사용한 것을 고르도록 하자.**

사람의 이는 왜 32개일까?

앞에서 이상적인 식사 균형은 식물성 식사 85%, 동물성 식사 15%라고 했다. 이 수치는 사람의 '이'에서 나온 것이다. '이'는 그 동물이 어떠한 식성을 가지고 있는지를 잘 반영해준다. 예를 들어 육식동물의 이는 끝이 뾰족한, 사람으로 치면 '송곳니'와 같은 모양이 대부분이다. 이것은 동물의 살을 물어뜯는 데 적합하다. 이에 비해 초식동물은 식물을 뜯는 데 적합한 얇고 네모난, 사람으로 치면 '앞니'와 같은 모양의 이와 뜯은 식물을 잘게 씹기 위한 맷돌 모양의 '어금니'를 가지고 있다.

이러한 자연계의 법칙을 이의 개수에 적용하면 그 동물에 가장 적합한 식사의 균형을 알 수 있을 것이다. 이의 구성과 식사의 균형이 깊은 관계가 있다는 것은 예전부터 많은 사람들이 주장해온 것이다.

사람의 이는 사랑니를 포함해서 모두 32개다. 구체적으로 앞니가 위아래 두 쌍씩, 송곳니가 위아래 한 쌍씩, 그리고 어금니가 위아래 다섯 쌍씩이다. 즉, 사람의 경우 고기(동물성 식사)를 먹기 위한 송곳니는 '한 쌍'인 데 비해, 식물을 먹기 위한 이는 앞니 '두 쌍'과 어금니 '다섯 쌍'을 더한 '일곱 쌍'이다.

이 '7 대 1'이라는 이의 비율에 맞춰 식사의 균형을 맞춘 것이 바로 앞에서 말한 '식물성 식사 85%, 동물성 식사 15%'의 비율이다.

우리 몸에 가장 알맞은 식사 비율을 정리하면 다음과 같다.

- 식물성 식사와 동물성 식사의 비율은 85(~90) 대 (10~)15
- 전체적으로는 곡물 50%, 채소나 과일 35~40%, 동물성 식품 10~15%
- 전체의 50%를 차지하는 곡물은 정제하지 않은 것으로 한다.

식물성 식사의 비율이 높다고 생각할지 모르겠지만, **인간의 유전자와 가장 비슷한 유전자를 가진 침팬지(98.7%가 일치)의 식사 비율을 보면 95.6%가 식물식이다.** 이중 과일이 50%, 나무 열매나 감자류가 45.6%이며, 나머지 4~5%는 개미 등의 곤충을 중심으로 한 동물식이다. 침팬지는 물고기조차 먹지 않는다.

　이러한 침팬지의 위장을 내시경으로 본 적이 있는데, 위장만으로는 사람인지 침팬지인지 구별할 수 없을 정도로 사람과 비슷했다. 그리고 무엇보다 놀란 것은 장상과 위상이 아주 깨끗했다는 사실이다.

　사람과 달리 야생동물은 병에 걸리면 즉시 죽는다. 그들은 먹이가 자신들의 생명을 유지하고 건강을 지키는 소중한 것임을 본능적으로 알고 있다. 우리 인간도 자연을 본받아 더욱 겸허한 마음으로 '먹을거리'에 대해 생각해봐야 할 것이다.

'꼭꼭 씹기', '조금 모자란 듯 먹기'가 건강에 좋은 이유

앞에서 씹지 않고 먹는 죽보다 꼭꼭 씹어 먹는 보통식이 소화에 좋다고 했지만, 음식을 잘 씹어 먹는 것은 소화 외에도 좋은 점이 많다. 그 중 하나가 미러클 엔자임의 절약이다.

나는 항상 한 입 먹을 때마다 35~40회 정도는 씹는데, 보통의 음식이라면 이 정도에 완전히 걸쭉해져서 저절로 목으로 넘어간다. 딱딱하거나 소화가 잘 안 되는 음식일 때는 70~75회 정도 씹는다. 우리 몸은 씹으면 씹을수록 침의 분비가 활발해지며 위액이나 담즙 등도 잘 섞여 소화가 원활해지도록 되어 있기 때문이다.

사람의 장벽이 흡수할 수 있는 물질의 크기는 15미크론(1천분의 15밀리미터)으로, 이것보다 큰 덩어리는 흡수되지 않고 배설된다. 이 때문에 잘 씹지 않으면 10을 먹어도 3정도밖에 흡수되지 않는다.

이 같은 이야기를 하면 젊은 여성들은 "흡수되지 않으면 살도 안 찔 테니까 좋잖아요."라고 말하는데, 문제는 그렇게 간단하지 않다. 소화흡수되지 않은 물질은 과잉 섭취한 경우와 마찬가지로 장내에서 부패나 이상발효를 일으키기 때문이다. 부패한 결과 여러 가지 독소가 생기고 이 독소의 해독을 위해 대량의 엔자임이 소비된다.

게다가 소화하기 쉬운 것과 어려운 것이 뒤섞여 흡수율이 고르지 않게 되기 때문에, 균형 잡힌 식사를 해도 영양소에 따라서는 부족해지는 경우가 생긴다. 특히 미량 영양소는 부족해질 위험성이 높다고 할 수 있다.

최근에는 열량의 과잉 섭취로 살이 쪘는데도 영양소가 부족한 사람이 늘어나고 있는데, 이것은 영양 균형이 나쁘고 제대로 씹지 않은 데서 오는 소화흡수 불량이 원인이라고 볼 수 있다.

따라서 잘 씹는 것은 다이어트 효과도 있다. 꼭꼭 씹으면 아무래도 식사 시간이 오래 걸리므로, 먹고 있는 중에 혈당치가 올라가 식욕이 억제되어 과식하지 않게 된다. 무리하게 식사량을 줄이지 않아도 꼭꼭 씹음으로써 자신에게 필요한 양으로 포만감을 느낄 수 있는 것이다.

또한 꼭꼭 씹어 먹으면 기생충을 죽일 수 있다. 최근에는 채소에 벌레가 붙어 있는 경우가 거의 없지만, 오징어나 가다랑어, 민물고기 등에는 많은 기생충이 붙어 있을 수 있다. 이들 기생충은 4~5밀리미터로 아주 작아 잘 씹지 않으면 그대로 삼키게 되므로, 내장에 기생하게 될 위험이 있다. 그러나 50~70회 정도 씹으면 이들을 입 안에서 죽일 수 있다.

좋은 식재료를 선택하다 보면 자연히 생선은 양식보다 천연의 것을, 채소는 무농약이나 유기농으로 재배한 것을 구입하게 된다. 이와 같이 자연에 가까운 식품에는 벌레가 붙어 있는 경우도 많다. 그러나 꼭꼭 씹어 먹는 습관이 있으면 기생충이나 벌레로 인한 해를 방지할 수 있으므로 걱정할 필요가 없다.

꼭꼭 씹어서 침이 많이 나오면 그만큼 분비되는 엔자임의 양도 늘어나므로, 결과적으로 엔자임이 소모된다고 생각할지도 모르겠지만 실제로는 그렇지 않다. 제대로 씹지 않은 음식물을 위장으로 보낼 때보다 전체적으로 소비되는 엔자임의 양은 훨씬 적다. 그리고 꼭꼭 씹음으로써 식욕이 자연스럽게 억제되어 먹는 양이 줄어들면, 소화와 흡수에 사용되는 엔자임의 양도 감소하므로 전체적으로 보면 엔자임을 더욱 절약하는 것이 된다.

소화에 소비되는 엔자임의 양이 감소한다는 것은 미러클 엔자임을 소모하지 않아도 된다는 뜻이므로, 해독이나 에너지 공급 등 몸의 항상성을 유지하기 위해 사용할 수 있는 엔자임의 양이 늘어난다는 것을 의미한다. 그 결과 저항력과 면역력이 높아져 장수로 이어진다.

또한 소식(小食)을 하게 되면 먹은 것이 거의 깨끗하게 소화흡수되므로, 소화되지 못한 여분의 물질이 장내에서 부패되어 독소를 발생시키는 일도 없어진다. 따라서 해독에 사용되는 엔자임도 절약할 수 있다.

신야 식사건강법을 실천하면, 약 6개월 후에는 놀라울 정도로 위상과 장상이 개선되고 방귀나 대변의 고약한 냄새도 사라진다.

옛날부터 "식사는 꼭꼭 씹어서 먹는 것이 좋다." "조금 부족하게 먹는 것이 몸에 좋다."는 말이 전해 내려오지만, 소식의 가장 큰 장점은 엔자임의 소모를 줄이는 것이다.

아무리 '좋은 식품'이나 아무리 '필요 불가결'한 영양소라도 과잉 섭취를 하면 건강을 해치는 원인이 된다. 중요한 것은 좋은 식품을 균형 있게, 그리고 꼭꼭 씹어서 먹는 것이다. 이것만 실천해도, 여러분의 미러클 엔자임은 놀랄 정도로 절약되어 건강하게 인생을 더욱 오랫동안 즐길 수 있다.

육식동물은 왜 초식동물을 먹는가?

식사의 기본은 신선한 것을 먹는 것이다. 신선한 것이 좋은 이유는 신선할수록 미러클 엔자임의 원형이 되는 엔자임이 풍부하게 함유되어 있기 때문이다.

지구상에 사는 동물들의 식성은 매우 다양하지만, 이들의 공통점은 엔자임이 많은 상태의 먹이를 좋아한다는 것이다. 이러한 식사의 기본을 우리 인간은 잊어버리고 있는 것이 아닐까?

인간은 식품에 함유되어 있는 영양소를 찾아 그것을 분류하고 칼로리를 측정해 현대의 '영양학'을 확립했다. 그러나 여기에는 식사의 기본이 되어야 할 '엔자임'의 존재가 완전히 빠져 있다. 이 때문에 엔자임을 함유하지 않은 '죽은 식품'을 먹게 된 것이다.

인간과 함께 살고 있는 애완동물의 사료도 마찬가지다. 최근의 펫푸드는 엔자임이 함유되지 않은 것들뿐이다. 따라서 애완동물들에게 각종 병이 생기는 것은 당연한 일이다.

나 역시 개를 기르고 있지만, 펫푸드를 절대 먹이지 않는다. 개에게도 우리 식구가 먹고 있는 현미를 먹이고 있는데, 현미에 김을 뿌려주면 무척 좋아한다. 과일도 좋아하고 채소도 잘 먹는다. 브로콜리의 심 부분을 살짝 데쳐서 주면 서로 먹으려고 싸울 정도다.

육식동물에게는 '고기'만 필요한 것처럼 생각하기 쉽지만 사실은 그렇지 않다. 육식동물도 식물을 필요로 한다. 그런데 왜 고기만 먹는 것일까? 그것은 육식동물이 식물을 분해하는 엔자임을 가지고 있지 않기 때문이다.

야생의 육식동물을 관찰해보면 알겠지만 그들은 초식동물만 먹는다. 그리고 먹잇감을 잡으면 내장 부분을 가장 먼저 먹는데, 거기에는 초식동물이 먹은 식물의 엔자임이 있기 때문이다. 이러한 방식으로 육식동물은 초식동물의 장에서 소화되었거나 소화되고 있는 식물을 섭취하고 있는 것이다.

육식동물은 초식동물만 먹고 초식동물은 식물만 먹는다. 이것이 자연의 섭리다. 이러한 자연의 섭리를 거스르면 반드시 그 결과가 돌아오게 마련이다. 대표적인 예가 '광우병'이다.

광우병의 원인은 아직 완전히 해명되지는 않았지만, '프리온'이라는 단백질이 특이하게 변형해서 뇌의 해면화(스펀지처럼 작은 구멍이 생기는 증상)를 일으킨 것으로 보고 있다. 그러면 프리온은 왜 변형되는 것일까?

광우병의 원인이 육골분(식육 처리과정에서 얻어지는 살, 가죽, 뼈 등의 찌꺼기로 조제한 사료원료)을 함유한 사료 때문이라는 것은 분명히 밝혀진 사실이다. 각국의 공공기관은 '유전적으로 오염된 육골분'이라고 표현하고 있지만, 내가 생각하기에는 애당초 **초식동물인 소에게 '육골분'이라는 동물성 사료를 먹이는 것 자체가 자연의 섭리에 위배되는 것이다.**

소에게 육골분을 먹이는 것은 처음부터 인간의 욕심이 낳은 결과다. 육골분을 먹이면 소젖에 함유된 단백질이나 칼슘의 양이 증가한다. 그리고 단백질과 칼슘의 양이 많은 우유일수록 비싼 가격으로 팔 수 있다. 따라서 광우병이 생기고 그 소를 먹은 인간의 뇌가 해면화되는 것은 자연의 섭리를 무시하고 자기 욕심만 챙긴 오만한 인간에게 돌아온 인과응보일 것이다.

결국 사람을 포함한 모든 동물은 자연의 섭리에 의해 무엇을, 어느 정도 먹어야 하는지가 결정된다.

자연의 섭리를 거스르는 한 건강한 생활은 존재하지 않는다.

맛없는 것을 먹어서는
건강해지지 않는다

이번 장에서는 어떤 식품이 생명을 유지하는 좋은 식품이고, 어떤 식품이 건강을 해치는 나쁜 식품인지를 소개했다. 좋은 식품과 나쁜 식품을 나누는 포인트는 생명의 근원이라 할 수 있는 '엔자임'의 유무와 신선함, 즉 '산화'의 유무다.

또한 좋은 식품을 어떠한 균형으로 섭취할 것인가, 또 어떻게 먹으면 좋은가에 대해서도 다루었다.

인간은 진화의 과정에서 식품을 '조리'하게 되었다. 그 덕분에 더 다양한 음식을 즐길 수 있게 되었고 보존할 수 있게 되었다. 반면에 가열 과정에서 귀중한 엔자임을 파괴해버리는 손실 또한 입게 되었다.

야생동물 중에서 먹을 것을 조리하는 동물은 없다. 정제하거나 가공해서 먹지도 않는다. 따라서 인간도 식품 가공을 완전히 그만두고 전부 날 것으로 먹어야 한다고 주장하는 사람도 있다.

하지만 나는 그렇게 생각하지 않는다. 건강하게 살기 위해서는 '행복'도 무척 중요하기 때문이다. 식사는 인간에게 아주 큰 기쁨을 준다. **건강에 좋다는 이유로 억지로 맛없는 것을 먹는다면 건강해지기 어렵다.**

따라서 신야 식사건강법은 자연으로부터 배우면서도, 인생의 행복을 무엇보다 중요하게 여긴다. 신야 식사건강법의 포인트를 다시 한 번 간단히 정리해보자.

- 식물식과 동물식의 균형은 85(~90) 대 (10~) 15로 할 것
- 전체적으로는 곡물(잡곡, 콩류를 포함)을 50%, 채소나 과일을 35~40%, 동물식은 10~15%로 할 것
- 전체의 50%를 차지하는 곡물은 정제하지 않은 것을 선택할 것
- 동물식은 사람보다 체온이 낮은 생선류로 할 것
- 정제하지 않은 신선한 식품을 되도록 자연 상태 그대로 먹을 것
- 우유·유제품은 되도록 먹지 말 것(젖당불내증이나 알레르기 체질인 사람, 우유·유제품을 싫어하는 사람은 일절 먹지 않도록

한다)
- 마가린이나 튀김은 삼갈 것
- 꼭꼭 씹고 소식할 것

자연의 섭리와 우리 몸의 구조를 알고 위의 포인트를 지키면, 건강에 좋은 식사습관을 유지하는 것이 별로 어렵지 않을 것이다. 가장 좋은 방법은 어렸을 때부터 습관을 기르는 것이다.

'맛있다'는 기쁨을 느낄 수 있다면 두꺼운 스테이크나 치즈, 또는 술도 가끔씩은 먹어도 좋다. 식사는 매일매일 반복되고 계속되는 것이다. 가끔씩 올바른 식생활에서 벗어나는 일이 있어도 나머지 95%가 건강에 유의한 식사라면, 미러클 엔자임이 여러분의 건강을 지켜줄 것이다. 중요한 것은 올바른 식사를 즐기면서 꾸준히 유지하는 것이다.

③

이런 습관이
건강한 몸을 만든다

대부분의 병은 유전보다
습관에 원인이 있다

병에 걸리는 사람은 반드시 이유가 있다.

식생활이 불규칙하거나 먹는 방법이 잘못되어 있거나, 아니면 생활습관이 흐트러져 있거나. 이 세 가지 사항에 모두 해당하는 경우도 있다.

미국은 1990년부터 암의 발생률과 사망률이 감소 추세를 보이고 있다. 1977년 미국 의회에 보고된 '맥거번 리포트'를 계기로 정부가 제시한 '식생활 가이드라인'이 미국 사회에 서서히 정착했기 때문이 아닐까 한다.

그러나 모든 미국인이 '좋은 식사'를 염두에 두고 실천하고 있는 것은 아니다. 현재 미국에서는 사회적인 지위가 높은 사람일수록 식생활 개선에 진지하게 임하고 있다. 따라서 경제력이 있거나 상류 사회에 있는 미국인의 식생활은 상당히 바람직하다고 할 수 있다. 채소와 과일을 많이 먹고 지방이 넘치는 스테이크가 식탁에 올라오는 일은 매우 드물다. 이 때문에 비만한 사람도 별로 없다. 살찐 사람은 사장이 되지 못한다는 말도 있는데, 이것은 자신의 건강관리조차 제대로 못하는 사람이라면 회사의 경영은 더욱 불가능하다는 인식 때문이다.

그러면 왜 상류층과 서민층 사이에 식생활의 '차이'가 생기는 것일까?

첫 번째 이유로 들 수 있는 것은 경제 문제다. 채소나 과일을 구입할 때 조금이라도 신선한 것, 농약이나 화학비료를 사용하지 않은 것을 고르려면 아무래도 비용이 더 든다. 이것은 어느 나라나 마찬가지일 텐데, 좋은 식품은 가치도 그만큼 높은 법이다. 따라서 같은 정보를 동시에 얻었다고 해도 그것을 바로 실천할 수 있는 것은 경제력이 있는 계층이라고 할 수 있다.

두 번째 이유는 미국의 경우 지식력과 경제력이 정비례한다는 사실이다. 식사가 질병의 원인이 된다는 정보를 얻었다고 해도, 그 의미의 심각성을 제대로 이해하여 실제 자신의 생활에 반영하려면 그만큼의 지식력이 필요하다.

그 결과 현재 미국은 건강한 부유층과 건강하지 못한 서민층으로 나누어져 있다. 그리고 앞으로 이런 경향은 더욱 뚜렷해질 것이다. 왜냐하면 그들 계층의 식생활 습관이 그대로 다음 세대에 이어질 것이기 때문이다.

중장년이 되어 부모와 같은 병이 생기는 경우가 매우 흔하다. 당뇨, 고혈압, 심장병, 암 등이 대표적인 질병이다. 어떤 사람은 "부모도 암이었으니 어쩔 수 없어. 우리 집은 암에 잘 걸리는 집안이니까." 하고 말하는데, 그렇지 않다. 유전적 요인이 전혀 없다고는 할 수 없지만, 이러한 병의 최대 원인은 부모의 발병 원인인 '습관'을 이어받았기 때문이다.

아이들은 가정의 '습관'을 무의식중에 학습하면서 자란다. 음식의 취향과 조리법, 생활 리듬, 가치관 등은 각 가정마다 다르지만, 같은 집에서 생활하는 부모와 자식은 이러한 것들이 상당히 비슷하다. 즉, **자식이 부모와 같은 병에 걸리기 쉬운 것은 유전적 요인 때문이 아니라, 질병의 원인이 된 생활습관을 이어받은 결과다.**

좋은 식재료를 선택하고 좋은 물을 마시며 규칙적인 생활을 하고 약은 가급적 먹지 않는 등 몸에 좋은 습관을 유지하면, 누구나 건강하게 살 수 있다. 그러나 반대로 산화한 식품을 아무 생각 없이 먹고 미네랄워터를 살 정도의 노력조차 하지 않으며, 몸이 조금만 안 좋아도 즉시 약에 의존하고 불규칙한 생활을 하는 등 몸에 나쁜 습관을 이어받으면, 건강이 나빠지는 것은 당연한 일이다.

이처럼 '좋은 습관'과 '나쁜 습관'은 다음 세대로 이어지게 된다.

어렸을 때 부모에게서 "우유는 몸에 좋으니까 매일 마셔야 된다."라는 말을 들으며 자란 아이는 그 말을 믿고 계속 마실 것이다. 그리고 어른이 되었을 때 건강에 이상이 오게 되는 것이다.

따라서 우리는 지금 어떤 습관을 가지고 있는지, 그것이 좋은 습관인지 나쁜 습관인지를 제대로 파악한 후 좋은 습관을 다음 세대에 넘겨줄 책임이 있다.

습관은 유전자를 바꾼다

   나이가 들수록 몸에 밴 습관을 고치기 어려워진다. 어렸을 때부터 몸에 밴 습관은 그 사람의 일생을 좌우할 정도로 깊이 각인된다. 따라서 어릴 때부터 좋은 습관을 가지는 것이 중요하다.

   자녀교육에 대한 열기가 높아지면서 어린이의 집중력이나 창의성을 키워주는 지능개발 학습이 활발하게 이루어지고 있지만 건강에 관한 문제의식은 어설프기 그지없다. 지능개발은 장래의 진학이나 사회생활을 더욱 좋게 하기 위한 노력이지만, 건강을 위한 학습은 그 사람의 평생을 좌우하는 더욱 근본적인 문제다. 좋은 학교에 진학한들 건강하지 못하면 풍요로운 인생을 보낼 수 없다.

   식사는 어머니나 아내에게, 건강은 의사에게 맡기고 자신이 먹고 있는 약의 이름조차 모른다는 사람이 상당히 많다. 이는 사회적 지위가 높은 경우에도 마찬가지다.

사람의 체질은 부모에게 '유전'적으로 물려받은 것과 어렸을 때부터 '생활습관'에 의해 만들어지는 것, 두 가지에 의해 결정된다고 해도 과언이 아니다.

예를 들어 부모가 알코올 분해 엔자임을 적게 가지고 있을 경우, 그 자식도 알코올 분해 엔자임이 적은 경우가 많다. 그러나 원래 알코올 분해 엔자임이 적은 사람도 마시는 양을 조금씩 늘려가면, 간에서 사용되는 엔자임의 양이 늘어나 술을 많이 마실 수 있게 된다. 이러한 것을 우리는 '단련되었다'고 표현한다.

마찬가지로 알코올 분해 엔자임이 적은 사람이라도 부모가 술에 단련된 경험이 있느냐 없느냐에 따라 자식의 술에 대한 인식은 달라진다. 즉, 부모가 술에 단련되어 마실 수 있게 되었다면 자신도 단련하면 마실 수 있다고 생각하고, 반대로 부모가 마시지 않으면 처음부터 우리 집은 술을 못 마시는 집안이라고 생각하는 것이다.

그리 좋지 않은 예를 들었지만, 같은 방법을 이용해서 유전자를 좋게 바꿀 수도 있다. 예를 들어 암에 걸리기 쉬운 유전자를 가지고 태어났어도, 부모가 건강에 신경 쓰고 좋은 생활습관으로 별탈 없이 천수를 누렸다면, 자식은 '암에 걸리기 쉬운 유전자를 가지고 있어도 노력하면 암에 걸리지 않을 수 있다.'는 인식을 가지게 된다.

이렇게 부모에게 **좋은 식품, 제대로 먹는 방법, 좋은 생활습관**을 이어받으면, 그 다음 세대에서는 암의 유전적 요소가 점점 약해진다고 생각해도 좋다. 즉, **좋은 습관을 물려받고 물려줌으로써 유전자도 바꿀 수 있는 것이다.**

예를 들어 모유 대신 분유를 먹고 자란 아이는, 모유를 먹은 아이보다 알레르기 체질이 되기 쉽거나 장내 세포의 균형이 나빠지는 등 처음에는 건강에 조금 문제가 생길지도 모른다. 그러나 이유식을 시작하면서 좋은 식사를 하고 좋은 생활습관을 기르게 되면 나이가 들어도 생활습관병에 걸리지 않는다.

반대로 모유로 건강하게 자란 아이라도, 나쁜 생활습관이 몸에 배고 육류나 유제품을 즐기며 첨가물이 들어간 산화된 음식을 많이 먹으면 30대에 심장 발작으로 죽을 가능성도 있다.

유전적 요소를 가지고 태어난 사람이라도 '노력과 의지'로 습관을 바꿀 수 있다. 그리고 **습관을 계속 쌓아 나감으로써 유전적 요소는 플러스로도, 마이너스로도 변할 수 있는 것이다.** 나의 건강을 지켜주는 '좋은 습관'이 다음 세대의 건강까지 지켜준다는 사실을 잊어서는 안 된다.

'술'과 '담배'는 최악의 생활습관

암의 발생과 식사는 깊은 관계가 있다는 것은 이제 상식이 되었다. 그러나 식사를 완벽하게 개선하더라도 그것만으로는 병을 100% 막을 수 없다. 현대인의 생활에서는 식사 이외에도 미러클 엔자임을 소모하는 원인이 너무나 많기 때문이다. 건강을 지키기 위해서는 식사만이 아니라 '몸에 나쁜 습관'을 의식적으로 버릴 필요가 있다. 몸에 나쁜 습관의 대표적인 예는 '술'과 '담배'다. 술과 담배가 최악의 생활습관이라 할 수 있는 가장 큰 이유는 습관성이 강해서 매일 마시거나 피우지 않으면 견딜 수 없게 되는 경우가 많기 때문이다.

나는 얼굴만 보고도 담배를 피우는 사람인지 아닌지 금방 구별할 수 있다. 담배를 피우는 사람의 피부는 특유의 '거무칙칙함'이 나타난다. 담배를 피우면 피부가 검어지는 이유는 모세혈관이 수축되어 세포에 산소나 영양이 공급되지 못하고, 노폐물이나 부패물을 배출할 수도 없게 되기 때문이다. 즉, 피부의 '거무칙칙함'은 피부 세포에 쌓인 오염물질과 독소 때문에 생기는 것이다.

담배의 유해성에 대해서는 '폐'에 타르가 쌓이는 것에만 주목하고 있지만, 전신의 모세혈관이 수축하는 것도 매우 심각하다. 모세혈관이 수축하면 수분이 전신에 골고루 미치지 못하게 된다. 수분이 제대로 미치지 못하면 수분과 함께 운반되는 영양소도 공급되지 못하고 노폐물도 배출되지 못한다. 그 결과 노폐물이 쌓이고 이것이 부패해 독소를 만들어낸다. 피부에 나타나는 '거무칙칙함'은 우연히 쉽게 눈에 뜨인 것이지만, 몸속의 모세혈관 말단 부분에서도 이미 같은 트러블이 일어난 상태라고 할 수 있다.

술을 매일같이 마시는 사람의 혈관도 담배를 피울 때와 마찬가지로 수축한다. 소량의 술은 혈관을 넓혀 혈액의 흐름을 좋게 한다고 말하는 사람도 있지만, 술에 의해 혈관이 넓어지는 것은 불과 두세 시간뿐이다. 사실을 말하자면 이렇게 혈관이 넓어지는 현상이 혈관의 수축 원인이다. 술을 마신 후 혈관이 급격히 넓어지면 우리 몸은 그 반동으로 혈관을 수축시키기 때문이다. 혈관이 수축하면 담배의 경우와 마찬가지로 영양소의 흡수나 노폐물의 배출이 어려워진다.

이렇게 술과 담배는 체내에 대량의 프리래디컬(특히 활성산소)을 생성시킨다. 이것을 중화하는 것이 항산화물질인 SOD나 카탈라아제, 글루타티온, 페록시다아제 등의 항산화 엔자임이다. 흔히 담배를 피우면 비타민 C가 대량으로 파괴된다고 하는데, 이것은 비타민 C가 항산화물질의 하나이기 때문이다.

프리래디컬의 중화에는 대량의 항산화 엔자임이 소비된다. 현대인의 생활은 전자파나 환경오염 등 프리래디컬을 발생시키는 요인이 수없이 많다. 그런데 여기에다 굳이 술이나 담배 등 스스로 조절할 수 있는 것까지 끌어들여 프리래디컬을 대량으로 발생시키면, 귀중한 미러클 엔자임을 마구 소모할 수밖에 없다.

엔자임은 사용하면 없어지는 소모품이다. 즉, 돈과 마찬가지로 1년 내내 펑펑 써버리면 금방 바닥을 드러내고 만다. 그러나 좋은 식사를 하고 좋은 생활습관을 기르는 것은 매일 꾸준히 저축해 나가는 행위와 같다. 평소에 낭비하지 않고 꾸준히 모아두면 만일의 경우 어느 정도 지출을 하더라도 괜찮지만, 매일같이 큰 금액을 장기간 사용하면 거액의 빚을 지게 된다. 엔자임의 경우 빚은 '병에 걸리는 것'이다. 빚을 갚지 않고 계속 쓰기만 하면 결국 파산하고 말 것이다. 파산은 인간의 건강에 빗대어 말하면 '죽음'이다.

매일 담배를 피우고 술을 마시는 사람의 종착지는 그 습관을 들인 시점에서 이미 결정된 것이나 다름없다.

습관만 바꿔도
수면무호흡증후군을 고칠 수 있다

 평소의 습관이 병을 키우는 반면, 평소의 습관을 조금 고치는 것만으로 치료할 수 있는 병도 있다. 최근 자주 화제에 오르는 '수면무호흡증후군'도 그 중 하나다.
 수면무호흡증후군이란 수면 중 단속적으로 무호흡을 반복하는 것이다. 수면 중에는 근육이 이완하기 때문에 위로 향한 상태에서 자면 누구라도 혀뿌리가 처져 기도가 좁아진다. 수면무호흡증후군이 있는 사람은 이 '기도협착'이 두드러져 기도가 일시적으로 막히기 때문에 숨이 멈춰버린다. 숨을 멈추면 괴롭기 때문에 자신은 눈을 떴다는 자각이 없지만 밤중에 몇 번이나 눈을 뜨게 된다. 그래서 결과적으로 숙면을 취하지 못하고 낮에 졸음이 쏟아지거나 집중력이 떨어진다.

이 질환으로 수면 중에 질식사를 하는 경우는 없지만, 수면 부족은 면역기능이나 대사기능 등의 생명유지기능을 떨어뜨리며 순환기 계통에 부담을 주므로 심장병이나 뇌졸중을 일으킬 확률이 3~4배나 높은 무서운 병이다.

이 질환은 환자의 70~80%가 비만이므로 처음에는 비만에 의해 기도가 좁아지는 것으로 여겨졌지만, 연구 결과 비만과 수면무호흡증후군의 직접적인 인과관계는 없는 것으로 밝혀졌다.

수면무호흡증후군에는 기도의 폐색(閉塞, 막힘)에 의해 일어나는 '폐색형'과 뇌의 호흡중추의 활동이 저하되어 일어나는 '중추형', 그리고 이 두 종류가 혼합된 '혼합형'의 세 종류가 있다. 이 중에서 '폐색형' 수면무호흡증후군이 가장 흔한데, 간단하게 고칠 수 있는 방법이 있다. 수면 4~5시간 전에는 아무것도 먹지 않는 것이다. 더 쉽게 말하면 **위를 완전히 비운 상태에서 수면을 취하는 것이다.**

우리 몸의 기관(氣管, 후두에서 폐로 통하는 관 모양의 기도)은 공기 이외의 것이 들어가지 못하도록 되어 있다. 그러나 자기 전에 위에 음식물이 들어가면 누웠을 때 그 내용물이 목까지 올라오게 된다. 그러면 우리 몸은 기관에 그 내용물이 들어가지 못하도록 기도를 좁혀 호흡을 정지시킨다. 나는 이것이 '폐색형' 수면무호흡증후군의 원인이라고 여긴다.

수면무호흡증후군의 환자 대부분이 비만인 것도 이 가설에 잘

들어맞는다. 자기 전에 식사를 하면 인슐린이 대량으로 분비되는데, 인슐린은 탄수화물과 단백질을 모두 지방으로 바꾸기 때문에 같은 음식을 먹더라도 밤늦게 먹으면 쉽게 살이 찐다. 즉, 비만이라서 수면무호흡증후군이 되는 것이 아니라, **자기 전에 먹는 습관이 수면무호흡증후군의 발병과 비만을 초래하는 것이다.**

식사뿐만 아니라 자기 전에 무엇인가를 먹는 것 자체가 '나쁜 습관'이다. 수면제보다는 낫다고 생각해 자기 전에 술을 마시는 사람도 있는데, 이 역시 위험하다. 자신은 잠이 쉽게 든다고 생각하지만 자다가 호흡이 쉽게 멈추기 때문에 혈액 중의 산소 농도가 떨어진다. 동맥경화가 있거나 심장의 관상동맥이 좁은 사람에게 산소 농도의 저하는 심근(심장의 벽을 싸고 있는 근육)의 산소 결핍을 초래해 생명을 앗아갈 수도 있다.

새벽에 심장마비나 심근경색으로 사망하는 사람이 많은데, 이것은 심야의 음주나 식사로 위 속의 내용물이 역류해 무호흡이 일어나고, 이로 인해 혈중 산소 농도가 떨어져 심근이 산소 결핍으로 괴사하는 것이 원인이다.

자기 전에 식사만이 아니라 술까지 마시면 위험성은 더 높아진다. 술을 마시면 호흡중추가 억제되어 혈중 산소 농도가 더욱 감소하기 때문이다. 알코올 분해 엔자임이 적은 사람은 알코올이 혈액 속에 더욱 오랫동안 머물게 되므로 주의해야 한다.

또 잠이 잘 온다는 이유로 자기 전에 아이에게 따뜻한 우유를 마시게 하는 사람이 있는데 이것도 반드시 그만둬야 하는 '나쁜 습관'에 속한다.

아이들은 저녁 6시쯤에 저녁을 먹는다고 해도 어른보다 빨리 잠을 자기 때문에 잘 때 위에 음식물이 들어 있는 경우가 많다. 여기에다 우유까지 들어가면 역류현상이 더 쉽게 일어난다. 그러면 무호흡이 일어나고 그 다음 숨을 세게 들이마셨을 때 알레르겐(알레르기성 질환의 원인이 되는 항원)이 되기 쉬운 우유를 들이마시게 되는데, 이것이 소아천식의 원인 중 하나라고 생각한다.

아직 증명된 것은 아니지만 내 환자들을 대상으로 한 조사 결과에 의하면, 소아천식을 앓았던 사람 중에는 어렸을 때 식사 후 즉시 잠자리에 들거나 자기 전에 우유를 마신 경우가 아주 많았다.

소아천식, 수면무호흡증후군, 심근경색, 심장마비와 같은 질환을 예방하기 위해서라도 위를 비운 후에 잠자는 습관을 기르는 것이 좋다.

밤에 배가 너무 고파 견딜 수 없다는 사람은 신선하고 엔자임이 풍부한 과일을 조금 먹도록 하자. 엔자임을 함유한 과일은 소화가 상당히 잘되어 대개 30~40분 만에 위에서 장으로 이동한다. 따라서 과일이라면 먹고 나서 한 시간쯤 지난 뒤 잠자리에 들어도 역류현상이 일어날 염려는 없다.

식사하기 한 시간 전에 물을 마신다

내가 매일 실천하고 있는 '좋은 습관' 중 하나는 식사하기 한 시간 전에 500cc의 물을 마시는 것이다.

흔히 건강을 위해 '좋은 물'을 매일 충분히 마셔야 한다고 하는데, **식사에 '제대로 먹는 법'이 있듯이 물에도 '제대로 마시는 법'이 있다.** 정원 가꾸기나 관엽 식물을 키우고 있는 사람은 잘 알겠지만 식물도 무턱대고 물을 주면 뿌리가 썩어버린다. 수분을 주기 적당한 '시간대'와 '양'이 있기 때문이다. 이것은 우리 인간도 마찬가지다.

우리 몸의 대부분은 물로 이루어져 있다. 유아는 약 80%, 성인은 60~70%, 노인도 50~60%가 수분이다. 아기 피부가 탱탱하고 윤이 나는 것은 그만큼 세포에 함유되어 있는 수분의 양이 많기 때문이다. 따라서 신선하고 좋은 물을 많이 마시는 것은 우리 몸에 매우 중요하다.

입으로 들어온 물은 위장에서 흡수되어 혈관을 통해 온몸의 세포로 운반되는데, 이때 혈액의 흐름을 좋게 하고 신진대사가 부드럽게 이루어지도록 돕는다. 좋은 물은 혈액 중의 콜레스테롤이나 중성지방 수치를 줄이는 데도 효과가 있다. **성인의 경우 적어도 하루에 1,500~2,000cc, 고령자는 적어도 1,000cc는 마시는 것이 좋다.** 그러나 입으로 들어오는 것은 물만이 아니다. 그렇다면 이만큼의 물을 언제 마시는 것이 좋을까?

식사 직전에 물을 너무 많이 마시면 위가 물로 가득 차 식사를 제대로 할 수 없게 되고, 식사 중이나 식후에는 소화 엔자임이 희석되어 소화흡수를 방해할 가능성이 있다. 식사 중에 물을 마실 때는 한 잔(200cc) 정도가 좋다.

또 피가 탁해지는 것을 막기 위해 자기 전이나 밤중에 자다가 일어났을 때 목이 마르지 않아도 물을 마시는 것이 좋다고 권하는 의사도 있는데, 나는 이 의견에 반대한다. 자기 전의 수분 섭취는 앞에서 언급한 '역류현상'을 방지하기 위해서도 삼가야 한다. 물이 위산과 섞여 이것이 기관을 통해 호흡할 때 폐로 들어가면 폐렴을 일으킬 위험이 있기 때문이다.

이와 같이 몸의 리듬을 생각하면 수분 공급은 아침에 일어났을 때와 식사하기 한 시간 전이 가장 이상적이라 할 수 있다. 물은 30분 정도면 위에서 장으로 이동하므로, 식사에 지장을 주는 일도 소화를 방해하는 일도 없다.

내가 실천하고 있는 물의 섭취 방법은 다음과 같다.

- 아침에 일어나자마자 500~750cc
- 점심식사 한 시간 전에 500cc
- 저녁식사 한 시간 전에 500cc

물론 이것은 하나의 기준일 뿐이다. 여름철이나 몸을 움직이는 일이 많고 땀을 잘 흘리는 사람은 더 많은 수분이 필요할 것이며, 위장이 약하고 소화흡수에 시간이 많이 걸리는 사람은 내용물이 흡수되기 전에 수분에 의해 휩쓸려가므로 설사를 할지도 모른다. 또한 체격에 따라서도 필요한 수분의 양이 달라진다. 따라서 하루 수분 섭취량은 자신의 몸에 맞춘 자기 판단이 필요하다. 만약 1,500cc의 물을 마시고 설사를 한다면 한 번에 마시는 양을 350cc 정도로 줄인 다음 조금씩 늘려가는 것이 좋다.

겨울철에는 냉수를 마시면 몸이 차가워지므로 따뜻한 물을 천천히 마시는 것이 좋다. 사람의 체내에서 엔자임이 가장 활성화되는 것은 체온이 36~40도일 때라고 한다. 게다가 이 범위 내에서는 체온이 0.5도 상승하면 면역력이 35% 높아진다고 한다. **병에 걸렸을 때 발열하는 것은 체온을 높여 엔자임의 활성화를 도모한다는** 의미도 있다. 몸이 차가워지는 것은 건강을 유지하기 위해서는 반드시 피해야 할 적이다.

물은 미러클 엔자임의 좋은 파트너

물은 우리 몸속에서 여러 가지 중요한 역할을 하고 있다. 그 중에서 가장 큰 역할은 혈액의 흐름을 좋게 하고 신진대사를 촉진하는 것이다. 즉, 노폐물이나 독소를 배출하고 장내 세포나 엔자임의 활성화를 촉진한다. 좋은 물이라면 다이옥신이나 여러 가지 환경오염물질, 식품 첨가물이나 발암물질 등도 제대로 체외로 배출시킨다. 따라서 물을 적게 마시는 사람은 병에 걸리기도 쉽다.

가까운 예를 들자면 좋은 물을 많이 마시면 감기에 잘 걸리지 않는다. 기관지나 위장의 점막 등 세균이나 바이러스가 침투하기 쉬운 장소가 좋은 물에 의해 촉촉해져 있으면, 면역세포의 활동이 활발해지고 바이러스가 침투하기 어려워지기 때문이다.

이에 반해 수분을 충분히 섭취하지 않으면 기관지의 점막이 건조해진다. 기관지에서는 가래나 점액이 나오는데, 수분이 부족하면 이것이 기관지에 들러붙어 세균이나 바이러스의 온상이 된다.

물은 혈관 안에서만이 아니라 림프관 안에서도 활약해 우리의 건강을 지켜준다. 혈관을 강에 비유한다면 우리 몸의 림프관 시스템은 하수관과 같은 것이다. 피하조직에 있는 여분의 수분이나 단백질·노폐물 등을 정화·여과·농축한 뒤 혈류로 운반하는 역할을 하고 있기 때문이다. 이 안에는 감마글로불린이라는 면역력을 가진 항체나 리소자임이라는 항균 작용을 가진 엔자임도 들어 있다. 이러한 면역 시스템이 충분히 기능하기 위해서는 좋은 물이 절대적으로 필요하다.

물은 우리 몸의 모든 부분에 관여한다. 물이 없다면 우리 몸은 생명을 유지할 수 없다. 이것은 사막에서는 식물이 자라지 않는 이치와 같다. 식물이 자라는 데는 태양과 흙, 물이 필요한데 태양과 흙만으로는 양분을 끌어올릴 수 없으므로 나무는 말라버리고 만다. 물이 있기 때문에 양분을 받아들일 수 있는 것이다.

우리 몸의 세포도 수분이 미치지 못하면 영양 부족이 될 뿐만 아니라, 세포 속에 쌓인 노폐물이나 독소를 배출하지 못해 여러 가지 문제가 발생한다. 그리고 최악의 경우 쌓인 독소가 세포의 유전자를 손상시켜 암세포가 되어버린다.

물이 우리 몸에서 위장의 흐름을 좋게 하거나 혈액이나 림프액의 흐름을 좋게 하는 것은 거시적인 역할이다. 반대로 60조 개나 되는 세포 하나하나에 들어가 영양을 주고 그 대신 노폐물을 받아서 처리하는 것은 미시적인 역할이다. 이 미시적인 세계에서 이루어지는 에너지의 생산이나 그 과정에서 발생한 프리래디컬의 해독 등에는 여러 종류의 엔자임이 관계하고 있다.

다른 식으로 말하면, 물이 60조 개의 세포 전부에 골고루 미치지 않으면 엔자임은 그 기능을 충분히 발휘할 수 없다. 엔자임이 제대로 작용하기 위해서는 비타민이나 미네랄 등 여러 가지 미량영양소가 필요하지만, 이러한 것들을 운반하는 것은 물이기 때문이다.

게다가 사람이 하루에 배출하는 수분의 양은 땀으로 증발하는 양까지 포함하면 약 2,500cc나 된다고 한다. 물론 음식물 안에도 수분이 들어 있지만, 배설하는 수분의 양을 생각하면 하루에 적어도 1,500cc의 물은 보충해야 할 것이다.

수분을 충분히 섭취하라고 하면 **"물은 별로 마시지 않지만 차나 커피를 많이 마신다."**는 사람이 흔히 있는데, 우리 몸은 **수분을 '물'로 섭취하는 것이 아주 중요하다.** 차, 커피, 탄산음료, 맥주 등과 같이 '물'이 아닌 음료수는 많이 마시면 혈액 중에 수분을 보충하기는커녕 반대로 탈수증상을 일으키는 원인이 되기 때문이다. 이들 차나 음료수에 함유되어 있는 당분이나 카페인, 알코올, 첨가물 등은 세포나 혈액으로부터 수분을 빼앗아 피를 끈적끈적하게 한다.

더운 여름날이나 사우나에 들어갔다 나온 뒤 맥주를 벌컥벌컥 들이켜는 사람이 있다. 갈증이 났을 때 맥주의 자극은 더없이 상쾌하지만, 고지혈증이나 고혈압 증세가 있는 사람, 당뇨인 사람 등은 심근경색이나 뇌경색이 일어나기 쉬우므로 이러한 습관은 아주 위험하다. 목이 마를 때는 맥주도 차도 커피도 아닌, 무엇보다 '좋은 물'을 마시고 수분을 확실히 보충하는 습관을 평소부터 들이도록 하자.

환원력이 강한 물이야말로
'좋은 물'의 조건

건강을 위해서는 좋은 물을 마시는 것이 중요하다. 그렇다면 '좋은 물'이란 어떤 물일까?

우선 좋은 물이라고 할 때 '수돗물'을 떠올리는 사람은 없을 것이다. 수돗물에는 소독에 사용되는 염소 외에도 발암물질인 트리할로메탄이나 트리클로로에틸렌, 다이옥신 등이 함유되어 있기 때문이다. 수돗물에 함유되어 있는 이들 물질에 대해서는 모두 안전 기준이 있지만, 수돗물에 독성이 있는 물질이 들어 있다는 것은 틀림없는 사실이다.

그런데 수돗물에 염소를 투입하면 살균이 되는 것은 어째서일까? 물에 염소를 넣으면 물속에서 대량의 활성산소가 발생한다. 이 활성산소에 의해 미생물이 죽기 때문에 결과적으로 살균이 되는 것이다. 그러나 이 살균법을 사용하면 수중의 미생물이 사멸됨과 동시에 물 자체도 산화되어버린다. 즉, 수돗물이 산화되는 것이다.

물의 산화 정도를 측정하기 위한 '산화환원 전위'라는 것이 있다. 산화란 전자 레벨에서 보면 전자가 이탈 또는 빼앗기는 과정이다. 환원은 이와는 반대로 전자를 받아들이는 것이다. 즉, 전자의 이러한 증감을 측정함으로써 그 물이 다른 물질을 산화시키기 쉬운 상태인지, 아니면 환원시키기 쉬운 상태인지를 알 수 있다. 전위의 수치가 낮을수록(마이너스 방향) 환원력(다른 물질을 환원시키는 힘)이 강하고, 높을수록(플러스 방향) 산화력(다른 물질을 산화시키는 힘)이 강한 물이 되는 것이다.

이것으로 보면 수돗물은 산화력이 상당히 높은 물임을 알 수 있다.

그러면 환원력이 높은 물이란 어떤 물일까? 환원은 전자를 받아들인 상태인데, 이러한 상태의 물을 전기적으로 분해해서 만들어낸 것이 이른바 '환원수'다. 환원수 정수기는 물을 전기 분해함으로써 이온화시켜 환원력이 있는 물을 만들어낸다.

알칼리이온 정수기나 마이너스이온 정수기는 둘 다 비슷한 시스템으로 환원력이 있는 물을 만들어내는데, 전기 분해할 때 음극에 칼슘·마그네슘 등의 미네랄이 붙게 되므로 전기적으로 처리된

물에서 더 많은 미네랄을 섭취할 수 있다. 또한 전기 분해 중에 활성수소도 발생하므로 몸속에 있는 여분의 활성산소를 제거하는 작용도 어느 정도 기대할 수 있을 것이다. 이렇게 정수기를 통과한 물은 수돗물에 함유된 잔류 염소나 화학물질이 제거된 상태이기 때문에 '좋은 물'이라 할 수 있다.

최근에는 '클러스터(cluster, 물 분자는 포도 줄기와 같이 몇 개가 합쳐져서 존재하므로 클러스터라 부른다)'라고 해서 물 분자가 작은 것이 좋은 물의 조건이라고 말하는 사람도 있지만, 클러스터설에 대해서는 아직까지 명확하게 밝혀진 것이 없다.

결국 '좋은 물'이란 '화학물질에 오염되지 않고 환원력이 강한 물'이라고 정의 내릴 수 있다.

현재 시중에서는 많은 종류의 미네랄워터가 판매되고 있다. 물에 함유된 미네랄 중에서 우리 몸에 특히 중요한 것은 '칼슘'과 '마그네슘'이다. 그런데 이 두 가지 물질은 균형이 아주 중요하다. 입으로 섭취한 칼슘은 세포의 외액으로는 가지 않고 세포 속에 머무른다고 한다. 세포 내에 칼슘이 쌓이면 동맥경화나 고혈압의 원인이 되지만, 마그네슘을 균형 있게 섭취하고 있다면 칼슘이 지나치게 많이 쌓이는 것을 방지할 수 있다. 이 칼슘과 마그네슘의 적절한 비율은 2 대 1이라고 한다.

이러한 의미로 볼 때 마그네슘을 많이 함유하고 있는 '해양심층 수'나, 마그네슘과 칼슘 외에도 철이나 구리·플루오르 등 많은 미네랄이 균형 있게 들어 있는 다른 센물도 '좋은 물'이라고 할 수 있다.

　참고로 물의 경도(硬度, 칼슘과 마그네슘에 의해 나타나는 물의 세기)는 다음의 공식으로 구할 수 있다.

$$\text{물의 경도} = (\text{칼슘의 양} \times 2.5) + (\text{마그네슘의 양} \times 4.1)$$

이 수치가 100 미만인 물을 '단물', 100 이상인 물을 '센물'이라고 한다.

　단, 미네랄워터는 페트병에서 오랫동안 두면 환원력이 점점 떨어지므로 주의하자.

　전부 미네랄워터로 마시려면 수고나 비용이 많이 든다. 좋은 물을 매일 그리고 많이 마시기 위해서, 또한 조리를 위해서는 환원 작용을 하는 정수기를 사용하는 것이 좋다.

날씬해지고 싶다면
'좋은 물'을 많이 마시자

뉴욕의 거리를 걷다 보면 물병을 들고 다니는 비만 여성을 자주 보게 된다. 좋은 물을 많이 마시면 다이어트 효과가 있다고 믿기 때문이다.

물을 마시는 것만으로도 살이 빠진다니, 거짓말 같은 이야기이지만 사실이다.

물을 마시면 살이 빠지는 이유는 교감신경이 자극되어 에너지 대사가 활발해지므로 소비 열량이 늘어나기 때문이다. 교감신경이 흥분한다는 것은 아드레날린이 분비된다는 것이다. 아드레날린은 지방조직 속에 있는 호르몬 감수성(호르몬에 영향을 받기 쉬운) 리파아제를 활성화시켜 중성지방을 지방산과 글리세롤로 분해해 축적되어 있던 지방을 연소하기 쉬운 형태로 바꾼다.

물을 마시면 열량의 소비가 어느 정도 늘어나는지에 대한 실험 보고에 따르면, 500cc의 물을 매일 3회씩 마셨더니 열량의 소비량이 약 30%나 늘어났다고 한다. 그리고 물을 마시고 약 30분 후에 열량의 연소율이 최고치에 달했다고 한다.

이 점에서도 좋은 물을 매일 1,500cc 정도 마시는 습관은 여분의 지방을 쌓아두게 되는 일이 많은 현대인에게 아주 바람직한 일이라고 할 수 있다.

그러면 어떠한 물을 마실 때 다이어트 효과가 가장 높을까? 실험 결과에 따르면, 체온보다 낮은 온도의 물을 마시는 것이다. 이 실험에서는 20도 전후의 물이 열량의 소비량을 늘릴 수 있다는 결과가 나왔다.

체온보다 낮은 물이 좋은 이유는 체내에 들어갔을 때 체온과 같은 온도를 유지하기 위해서 상당량의 에너지를 필요로 하기 때문이다.

우리 몸은 항상 일정한 체온을 유지하도록 만들어져 있다. 예를 들어 추운 겨울 아침에 소변을 보고 나면 몸이 부르르 떨린다. 이것은 방광 속에 차 있던 따뜻한 소변이 한꺼번에 배출되었기 때문에 손실된 열량을 조금이라도 빨리 회복시키기 위해 일어나는 '떨림'이다.

차가운 물을 마셨을 때도 우리 몸은 여러 가지 방법으로 조금이라도 빨리 물을 체온과 같은 온도가 되도록 한다. 물을 마시면 교감신경이 자극되는 것도 체온을 높일 에너지를 만들어내기 위한 시스템의 일환이다.

그러나 소비 에너지를 늘리려고 빙수와 같은 물을 마시는 것은 오히려 역효과를 가져온다. **너무 찬 물은 몸을 단숨에 차갑게 하므로 설사나 다른 이상의 원인이 된다.**

최근에는 평균 체온이 35도인 '저체온증'이 젊은 층에서 늘어나고 있는데, 체온의 저하는 몸에 여러 가지 악영향을 미친다. 건강한 사람의 평균 체온은 36.5도 전후로 체온이 1도 낮아지면 신진대사는 약 50%나 저하된다고 한다. 게다가 암세포가 가장 증식하기 쉬운 것도 체온이 35도대일 때로, 이것은 엔자임의 작용이 약화돼 면역기능이 떨어지기 때문인 듯하다. 엔자임의 작용은 체온이 높을 때가 활발해지기 때문이다. 감기 등 병에 걸렸을 때 열이 나는 것은 몸의 면역기능을 높이기 위한 것이다.

따라서 몸 전체를 생각한다면 여름 외에는 20도 전후의 물을 마시는 편이 안전하다.

엔자임을 보충하면 과식은 사라진다

그러나 아무리 좋은 물을 마셔도 지금까지의 식생활을 개선하지 않으면 감량 효과는 크게 기대할 수 없다. 식생활을 개선한다는 것은 먹는 양을 줄인다는 의미가 아니다. **여분의 체중을 줄이고 싶다면 우선 엔자임이 많이 함유되어 있는 식품을 섭취해야 한다.**

우리 몸은 엔자임이 풍부한 식품을 먹을 때 가장 적합한 체중이 되도록 만들어져 있다. 산화한 식품이나 가공해서 엔자임이 손실된 식품을 먹고 있기 때문에 살이 찌는 것이다.

다른 말로 하면 살찐 사람이 느끼는 '기아감(飢餓感)'은 우리 몸에 진짜 필요한 비타민, 미네랄 등의 영양소나 엔자임이 부족한 식품을 지속적으로 먹기 때문에 생긴다. 즉, **살찐 사람은 배가 고프기 때문에 먹는 것이 아니라, 몸이 비타민이나 미네랄과 같은 미량 영양

소나 엔자임을 원하기 때문에 자꾸 먹게 되는 것이다. 이 기아감은 좋은 식품을 먹어서 해결하는 것 외에는 다른 방법이 없다. 반대로 엔자임이 풍부한 식품 위주로 식사를 바꾸는 것만으로 이 기아감은 거짓말처럼 사라진다.

엔자임이 풍부하더라도 미량 영양소가 부족해서 기아감을 느끼는 사람도 있다. 미량 영양소는 주로 비타민이나 미네랄을 지칭하는데, 이들은 '코엔자임(조효소)'이라고 해서 엔자임이 우리 몸속에서 충분히 활동하는 데 필요 불가결한 물질이다.

최근에는 '코엔자임 Q10'이 미용과 건강에 좋다고 하여 이를 함유한 건강보조식품이 폭발적인 인기를 끌고 있는데, 우리 몸에 필요한 코엔자임은 'Q10'만이 아니다. 여러 가지 비타민과 미네랄의 섭취도 필요하다.

이러한 코엔자임의 필요량은 우리가 생각하는 것만큼 많지 않다. 옛날에는 균형 잡힌 식사를 하는 것만으로도 충분한 양의 코엔자임을 섭취할 수 있었다. 그러나 최근에는 채소나 과일에 함유된 미량 영양소의 양이 줄어들고 있다. 따라서 균형 잡힌 식사로 바꾸어도 기아감이 사라지지 않을 때는 건강보조식품 등으로 미량 영양소를 보충하자.

그리고 체중 감량을 생각하는 경우에는 식사량뿐만 아니라 먹는 방법도 신경 써야 한다. 살찐 사람의 대부분이 제대로 씹지 않고 삼킨다. 때문에 식사 속도가 빨라져 혈당치가 올라가므로 포만감을 느끼지 못하고 과식하게 되는 것이다. **한 번 먹을 때마다 35~50회 씹는 것만으로 무리 없이 식사량을 줄일 수 있음을 명심하자.**

한 가지 꼭 피해야 할 것이 있는데, 밤늦게 하는 식사다. 잠잘 때 음식물이 위 속에 남아 있으면 탄수화물이든 단백질이든 그 대부분이 인슐린의 작용으로 지방으로 바뀌고 만다.

미국인의 다이어트법 중에 '노 카브 다이어트'라는 것이 있다. 탄수화물을 섭취하지 않는 다이어트 식사법인데, 실험 결과에 의하면 고단백질식이라도 밤늦게 먹으면 탄수화물을 먹은 것과 마찬가지로 살이 찐다고 한다. 즉, 노 카브 다이어트는 식생활을 바꾸지 않으면 효과가 없을 뿐만 아니라, 몸이 산성화되어 골다공증이나 여러 가지 병에 걸릴 가능성도 높으므로 좋은 다이어트라 할 수 없다.

지금쯤이면 눈치 챈 독자도 많겠지만 신야 다이어트법은 건강해지기 위한 식사법이다. 몸에 좋은 식품을 올바른 방법으로 먹고 몸에 필요한 좋은 물을 제대로 섭취하면 쓸데없이 다이어트를 할 필요가 없다. 그 증거로 지금까지 설명한 '날씬해지기 위한 방법'을 실천하면 지나치게 마른 사람은 살이 찔 수 있다.

자기 전에 밥을 먹으면 살이 찌는 사람은 인슐린이 다량으로 분비되기 때문에 먹은 것이 전부 지방으로 축적되고, 반대로 너무 마른 사람은 인슐린이 충분히 분비되지 않아 먹은 것이 소화흡수가 되지 않은 채 체외로 배출된다고 생각할 수 있다. 즉, 결과는 정반대이지만 지나치게 살이 찌는 것도 마른 것도 원인은 같다.

  건강에 좋은 습관을 들여 계속 유지하면 몸은 자연히 그 사람에게 가장 좋은 상태가 된다.

변통이 좋아지는 획기적인 방법

변비는 많은 여성들에게 다이어트와 함께 건강상의 커다란 고민거리다. 매일 변비약을 먹고 있는 사람도 적지 않을 것이다.

그러나 다시 한 번 말하지만 '약'은 '독'이다. 약으로 자극받은 장은 그 자극이 점점 더 강하지 않으면 반응하지 않는 성질이 있다. 변비약을 상용하고 있는 사람은 잘 알겠지만, 처음에는 한 알만 먹어도 변통이 있던 것이 계속 먹다 보면 약의 효과가 점점 떨어져 두 알 세 알씩 약의 양을 늘리거나 다른 약으로 바꾸지 않으면 변통의 효과를 기대할 수 없게 된다.

변비는 장상을 나쁘게 하는 원인이 되므로 조금이라도 빨리 개선할 필요가 있다. 먹은 것을 제대로 배출하지 못하면, 아무리 좋은 식품이라도 장내에서 부패해 독소를 만들어낸다. 이러한 상황이 되면 장내 세균의 균형은 눈 깜짝할 사이에 무너져버린다. 변비에 걸리면 부스럼이 생기는 것은 장내에서 발생한 독소가 충분히 배출되지 못하기 때문이다.

가장 좋은 배변 습관은 자연스럽게 규칙적인 변통이 있는 것이다. 이를 위해서는 엔자임과 식이섬유가 풍부한 식품을 먹고 좋은 물을 많이 마시며, 배를 장의 흐름에 따라 마사지하거나 복근을 단련시키고 장을 자극하는 것이 중요하다.

이러한 노력에도 변통이 좋아지지 않을 경우 나는 '관장'을 권하고 있다. 내가 추천하는 것은 '커피 관장'으로, 커피가 들어간 물에 미네랄이나 유산균 생성 진액 등을 첨가해 장을 씻는 방법이다.

관장을 하면 '습관성'이 되어 장이 움직이지 못하게 된다고 생각하는 사람이 많은데, 내가 수집한 임상 데이터에 의하면 그러한 걱정은 하지 않아도 된다. 오히려 관장을 정기적으로 실시하고 있는 사람이 장의 움직임도 좋고 숙변도 없는 장상이 깨끗한 상태를 유지하고 있었다.

이에 비해 변비약을 상용하고 있는 사람의 장은 그것이 화학약품이든 한방약이나 허브약이든 간에 장벽이 시꺼멓게 변색되어간다. 그리고 약을 먹을수록 장의 움직임이 나빠진다. 장이 움직이지 못하면 숙변이 남기 쉬워지므로 장상이 점점 나빠지는 것이다.

동료 의사 중에는 변비가 있는 것도 아닌데 하루에 두 번씩 반드시 커피 관장을 하는 사람이 있다.

그가 관장을 정기적으로 하는 이유는 배변이 잘되더라도 이상 발효한 물질이나 소화가 덜 된 음식물이 장내에 어느 정도는 남아 있기 때문이다. 특히 대장의 왼쪽은 대변이 정체되기 쉽다. 그 동료는 내가 권해준 커피 관장을 시작한 지 벌써 20년 가까이 되었는데, 몸 상태가 한결 더 좋아졌다.

나도 매일 1, 2회 정도 커피 관장을 하고 있다. 대장의 왼쪽만 씻는 것이므로, 소화흡수를 담당하는 소장의 활동을 방해하는 일은 없으므로 안심해도 좋다.

미러클 엔자임의
소모를 막는 생활습관

엔자임은 우리의 생활과 생명 에너지를 관장하고 있으며, 자고 일어나는 시간 역시 엔자임이 관여하고 있다. '내일은 몇 시쯤에 일어나야지.' 하고 의식하면서 잠을 자면 다음 날 아침 대개는 그 시간에 일어날 수 있는 것도 엔자임의 작용에 의해서다.

생각한다는 것 자체가 뇌 속에서 엔자임이 작용하는 것이다. 손과 눈을 움직이고 머리를 쓰는 것 등 사람이 하는 행위는 모두 엔자임의 작용에 의해 이루어진다. 우리 몸에는 생명을 건강하게 유지하기 위해 '항상성'이라는 기능이 갖추어져 있다. 상처가 조금씩 낫는 것도, 햇볕에 타서 그을린 피부가 다시 원래의 색을 되찾는 것도 항상성이 작용하는 덕분이다.

항상성은 몸의 이상에 민감하게 반응해서 원래의 건강하고 정상적인 상태로 되돌리려는 작용이다. 따라서 갑자기 과격한 운동을 하거나, 보통 때는 11시 정도에 잠을 자는 사람이 새벽 3시에 자거나 평소에는 6시에 일어나는 사람이 4시에 일어나거나 하면, 우리 몸은 이러한 '이상(異狀)'을 조정하려고 한다. 그리고 이 조정에 사용되는 것이 엔자임이다.

이러한 이상이 가끔씩 일어난다면 우리 몸은 이것을 조절할 수 있다. 그러나 '이상'이 반복되거나 지속되면 미러클 엔자임을 소모하게 되어 보디 엔자임의 균형이 무너진다.

따라서 **규칙적인 생활을 하는 것은 미러클 엔자임의 소모를 막고 건강을 유지하기 위해 반드시 필요한 습관이다.**

어렸을 때부터 밤을 새우거나 불규칙한 생활을 해온 사람은 그만큼 미러클 엔자임을 낭비하고 있는 것이다. 과로사의 실태는 다른 말로 표현하면 미러클 엔자임의 소모사(消耗死)다.

의사는 상당히 힘든 직업이지만, **나는 45년간 단 한 번도 몸이 아파서 일을 쉰 적이 없다.** 이것은 미러클 엔자임을 소모하지 않는 생활습관을 길렀기 때문이다. 구체적인 생활습관에 대해서는 다음 쪽에 소개하고 있는데 이것을 보고 무조건 따라할 필요는 없다. 우리에게는 각자 자신의 생활 리듬이 있기 때문이다.

단, 어떠한 리듬이든 규칙적인 생활을 하는 것이 건강을 유지하는 데 절대적으로 필요하다. 이러한 의미에서 나의 생활 패턴을

참고해주기 바란다.

닥터 신야의 미러클 엔자임을 소모하지 않는 생활

● 아침

아침 6시, 눈을 뜨자마자 가벼운 팔다리 운동으로 하루를 시작한다. 팔다리를 가볍게 흔든 다음 침대에서 일어나 창문을 열고 신선한 아침 공기를 깊이 들이마신다. 이렇게 함으로써 폐 속에 차 있던 공기를 신선한 것으로 바꾸는 것이다. 그리고 다시 침대로 돌아가 위를 향해 누운 다음, 손과 발을 각각 좌우 교대로 들어 올리고 두 손과 두 발을 차례로 들어 올리는 가벼운 운동을 한다. 이것이 끝나면 스트레칭이나 유연체조를 해서 혈액의 순환이나 림프의 흐름을 서서히 활발하게 한다.

혈액이 충분히 순환했다고 생각되면 침대에서 일어나 가라테(일본식 권법)의 찌르기 동작을 좌우 100번씩, 그리고 라디오 체조를 5분간 실시한다.

운동이 끝나면 20도 정도의 좋은 물 500~750cc를 천천히 마신다. 물을 마시고 약 20분 후 물이 장으로 이동할 즈음에 엔자임이 풍부히 함유된 신선한 과일을 먹는다. 아침식사는 과일을 먹고 나서 30~40분 후에 한다.

아침식사의 주식은 현미에 5~7가지 잡곡을 섞은 것이다. 반찬은 익힌 야채와 낫토, 김, 그리고 물에 불린 미역을 한 주먹 정도 먹는다.

● 점심

11시가 지나면 우선 물을 500cc 정도 마신다. 그러고 나서 약 30분 후 과일이 있으면 먹는다. 외출했을 때나 과일이 준비되지 않았을 때는 먹지 않는 경우도 있다.

과일은 식후 디저트로 먹는 사람이 많지만 식사하기 30분 전에 먹는 것이 좋다. 엔자임이 풍부하게 들어 있는 신선한 과일은 소화가 잘 되고 식전에 먹으면 위장의 활동을 도울 뿐만 아니라, 어느 정도 혈당치를 높여주므로 과식을 방지할 수 있다.

식사할 때도 되도록 샐러드처럼 가열하지 않은 것부터 먹으면 소화가 잘된다. **육류나 생선과 같은 동물성 단백질이 메인으로 나오는 코스 요리에 샐러드가 먼저 나오는 것은 이러한 의미가 있다.**

생야채는 많이 먹지 못하므로 익혀서 먹는 경우가 많은데, 뜨거운 물에 너무 푹 익히면 엔자임이 손실되므로 2분가량 살짝 데치거나 쪄서 먹고 있다.

점심식사는 주로 집에서 준비해온 도시락을 먹는다. 가끔은 동료들과 함께 외식을 할 때도 있지만, 대부분 현미와 잡곡을 주식으로 한 도시락을 먹는다.

그리고 **식후에 20~30분 정도 낮잠을 잔다.** 잠깐의 휴식으로 오전 중의 피로가 풀리므로 상쾌하게 오후의 진료를 시작할 수 있다.

● 저녁

점심식사 후에는 되도록 간식을 먹지 않고 4시 30분 정도가 되면 다시 500cc의 물을 마신다. 30분 후 과일을 먹고 다시 30~40분 후 저녁식사를 한다.

나는 매일 과일을 많이 먹는데, **과일은 먹고 싶은 만큼 먹어도 좋다**는 것이 나의 생각이다. **단, 식전에 먹는 것을 잊지 말자.**

저녁식사는 신선한 재료를 조리한 후 즉시 그리고 꼭꼭 씹어 먹는다. 식단은 아침식사와 크게 다르지 않다.

우리 집에서는 꼭꼭 씹어 먹기 위해 식사 중에는 대화를 거의 하지 않는다. 이야기를 할 때는 음식물을 확실히 삼켜 입 안에 아무것도 없는 상태에서 말한다. 이것은 에티켓이기도 하지만 음식물을 잘못 삼켜 기관으로 들어가는 것을 막고, 공기를 음식물과 함께 마시지 않도록 하기 위한 의미도 있다.

식후에 뭔가를 마시는 것도 좋은데, 나는 커피나 녹차 대신 화학비료를 사용하지 않고 키운 허브차나 메밀차, 또는 보리차 등을 마신다. 메밀차나 보리차는 메밀이나 보리를 볶아서 만든 것이므로 산화를 방지하기 위해서는 철저하게 밀봉해서 보존해야 한다.

가장 좋은 방법은 볶은 뒤 바로 먹는 것이지만 바쁜 생활 속에서는 쉽지 않은 일이므로, 되도록 조금씩 밀봉해서 한 번 뜯은 것은 즉시 다 먹는 것이 좋다.

6시에서 6시 30분쯤 저녁식사를 끝내고 다섯 시간 후에 취침할 때까지 음식은 물론 물도 입에 대지 않는다. 목이 마를 때는 자기 한 시간 전까지 좋은 물을 갈증이 조금 가실 정도(컵 한 잔 정도)만 마시지만, 늦은 밤의 수분 섭취는 역시 삼가는 편이 좋다.

5분간 짧은 잠을 잔다

나는 점심식사 후에 20~30분 정도 낮잠을 자는 습관이 있는데, 이 시간 외에도 피로를 느낄 때는 5분 정도의 짧은 잠을 자주 잔다.

낮잠을 잘 때 중요한 것은 편한 자세로 자는 것이다. 나는 엎드려서 자는 경우가 많지만, 자신이 편하다면 의자에 앉은 채로 다리를 받침대나 다른 곳에 올리고 자는 것도 좋다.

고작 20분간의 낮잠으로 뭐가 달라질까 하고 생각할지도 모르지만 피로가 풀린다는 것은 항상성이 제대로 작용한다는 뜻이다. 즉, 혈액이나 림프의 흐름, 신경이나 내분비 등 둔해진 몸 전체의 기능을 정상적으로 되돌리는 것이 휴식이자 수면이다.

휴식을 취하면 항상성의 기능이 높아지는 것은 왜일까? 이에 대한 나의 가설은 다음과 같다.

일어나서 활동하는 것은 그만큼 엔자임을 소모하고 있다는 의미다. 그런데 편안한 자세로 휴식을 취하면 우리 몸의 여러 가지 기능도 쉬게 된다. 고작 15분의 휴식 시간이라도, 그때까지 많은 활동을 하는 데 사용되었던 엔자임이 지쳐 있는 곳의 회복이나 항상성의 기능을 활성화시키는 데 이용될 수 있는 것이다.

실제로 졸리거나 피로를 느꼈을 때 5분이나 10분 정도 짧은 잠을 자면 몸의 상태가 상당히 빨리 회복된다. 피로나 졸음을 참으면서 억지로 일을 해도 능률은 오르지 않는다. 최근에는 기업에서도 낮잠의 효과를 인정해 사내에서 휴식을 취할 수 있는 장소를 마련해둔 곳도 있을 정도다.

내가 근무하고 있는 병원에서는 낮 12시부터 1시까지 휴식 시간을 두고 있다. 이 시간에는 전화가 걸려 와도 응급 상황이 아니라면 연결해주지 않는다. 따라서 점심시간에 우리 병원의 뒤편을 살짝 엿보면, 의사와 간호사들이 각자 편한 자세를 취하고 낮잠 자는 것을 볼 수 있다.

수면은 우리 몸의 리듬에서 상당히 큰 부분을 떠맡고 있다. 규칙적인 생활이라고 하면 으레 '일찍 자고 일찍 일어나기'라는 표현이 쓰이는 것만 봐도 알 수 있을 것이다. 몇 시에 자서 몇 시에 일어나는지, 그 밖에도 식사 시간이나 낮잠 시간 등이 일정하면 몸의 항상성에 부담을 주지 않고 결과적으로 미러클 엔자임의 소모를 막을 수가 있다.

따라서 현재 나의 가장 큰 고민은 '시차'다. 나는 주로 뉴욕에서 생활하면서 1년에 두 차례는 일본에서 두 달 동안 일을 하고 있는데, 뉴욕과 일본의 시차(13~14시간)는 언제나 나를 괴롭힌다. 낮과 밤의 리듬이 완전히 뒤바뀌는 바람에 몸이 새로운 리듬에 익숙해질 때까지는 적어도 2주 정도 걸린다. 하지만 자신의 몸을 자세히 관찰해보면 신장과 간, 위장의 활동이 완전히 정상으로 돌아가는 데에는 더 오랜 시간이 걸린다.

이처럼 '졸리는 증상'도 몸의 리듬에 의해 자연스럽게 찾아오는 것이 우리 몸에 가장 좋은 수면으로 연결된다. 잠이 오지 않는다고 수면제나 수면 유도제를 상용하는 사람이 있는데, 이러한 약은 뇌에 직접 작용하므로 아주 위험하다. 수면제는 뇌의 엔자임을 다량으로 소모시키므로 상용하게 되면 기억력이 흐려지거나 알츠하이머에 걸릴 수 있다. 만약 수면제를 상용하고 있는데 최근 기억력이 급격히 떨어지는 것을 느낀다면, 위험신호로 받아들여야 한다. 안이하게 약을 복용하는 것은 절대 금물임을 명심하자.

약에 의존하지 않고 규칙적인 생활을 하면서, 졸리면 짧은 낮잠으로 몸의 항상성을 원활히 하면 자연히 밤에도 숙면을 취할 수 있게 된다.

지나친 운동은 백해무익하다

건강한 생활에 빠질 수 없는 것이 적절한 운동이다. 나도 매일 아침 나만의 방식으로 체조를 하고 있다.

우리 몸에는 '혈액·림프의 흐름', '위장의 흐름', '소변의 흐름', '공기의 흐름' 그리고 '기의 흐름'이라는 5가지 흐름이 있는데, 이 흐름에 막힘이 없어야 건강을 유지할 수 있다. 그리고 이 5가지 흐름을 좋게 하는 것이 '운동'이다.

전신을 움직이면 혈액이나 림프의 흐름이 좋아진다. 이러한 흐름이 좋아지면 온몸의 신진대사가 원활해진다. 신진대사가 좋아지면 보다 엔자임이 활성화하는 데 필요한 비타민과 미네랄이 공급되기 쉬워지므로 엔자임이 작용하기 쉬운 환경이 된다. 그 결과 몸의 모든 기능이 좋아져 건강이 증진되는 것이다.

그러나 이것은 어디까지나 '몸에 적당한 운동'을 한 경우에 나타나는 결과다.

지나친 운동은 오히려 건강을 해친다. 왜냐하면 **운동을 하면 할수록 체내에 프리래디컬이 발생**하기 때문이다.

조깅을 하는 도중에 심장발작 등으로 돌연사를 하는 경우가 자주 있는데, 이처럼 과도한 운동은 결코 몸에 좋지 않다. 조깅을 매일 습관적으로 하는 여성도 많지만, 20대의 젊은 여성이 10킬로미터에 가까운 거리를 매일 달리면 어떤 체형으로 변할까? 마라톤 선수를 연상하면 알겠지만 빼빼 말라서 가슴과 엉덩이가 납작해진다. 이것은 여성 호르몬이 충분히 분비되지 못해서 나타난 결과다.

우리 몸의 항상성은 무엇인가를 '지나치게' 할 경우 무너진다. **무엇이든 적당한 것이 우리 몸에 가장 좋다.** 이 경우의 '적당'은 대충의 의미가 아니다. 각자 개인의 체력이나 생활, 정신적인 면까지 포함한 '최적'의 상태를 뜻한다. 이 적당함은 개인마다 다르다. 내가 매일 아침 하고 있는 운동은 다양한 실험을 해본 끝에 나름대로 완성한 '나에게 적당한' 운동이다. 지금까지 몸을 전혀 움직이지 않던 사람이 나와 같은 운동을 하면 힘들어서 스트레스를 받을지도 모른다. 스트레스는 몸속에 대량의 프리래디컬을 만들어내므로 애써 운동해도 건강효과를 기대할 수 없다.

적당함에는 개인차가 있다. **이상적인 운동은 자신의 페이스로 매일**

3~4킬로미터 걷는 것이다. 그리고 짬이 날 때마다 눈을 감고 심호흡을 하는 것이 좋다.

운동의 장점 중 하나는 폐의 공기 흐름을 좋게 하는 것이다. 공기의 흐름이 좋아지면 신선한 공기가 들어오므로 신진대사가 활발해져 혈액이나 림프, 위장의 흐름도 좋아진다.

과도한 운동을 하지 않아도 심호흡을 하루에 수십 차례 하는 것으로 필요한 산소를 충분히 받아들일 수 있게 된다. 또한 심호흡은 부교감신경을 자극해 마음을 안정시키고 면역기능을 높이는 효과도 있다.

스트레스를 받지 않는 범위에서 매일 즐겁게 할 수 있는 '나에게 적당한 운동'을 하자. 운동도 식사와 마찬가지로 꾸준히 하면 큰 '힘'이 된다.

채플린이 73세에
자식을 가질 수 있었던 이유

건강한 생활습관에 대해 이야기할 때 빠뜨릴 수 없는 것이 또 있다. 바로 '성생활'이다.

최근 젊은 부부의 섹스리스나 불임, 발기부전 등 섹스에 관한 많은 문제들이 발생하고 있다. 나는 진정한 의미에서의 건강은 성생활을 포함해 몸의 여러 기능이 제 역할을 하는 것이라고 생각한다.

아무리 건강해 보이는 사람이라도 60세 정도가 되면 섹스에 관해서는 "나는 이제 그러한 기능이 없다."라든지 "섹스에 대한 흥미도 욕구도 사라졌다."라고 말하는 사람이 많다.

그러나 이것은 과학적으로 보면 상당히 부자연스러운 일이다. 성생활은 죽을 때까지 계속하는 것이 당연하다. 즉, 성생활이 끝나는 나이란 없다.

단 굳이 기능적인 면을 이야기한다면, 건강한 남성의 경우 75세까지는 매일 '아침 발기'하는 것이 당연하며, 건강한 여성의 경우는 55세까지 규칙적인 생리를 하는 것이 당연하다고 할 수 있다.

여성의 기능이 55세라는 비교적 젊은 나이에 한계에 달하는 것은 임신과 큰 관계가 있다. 임신은 자신의 몸속에 새로운 생명을 잉태하는 작업이므로 상당한 '신체적 스트레스'를 주게 된다. 신체적 스트레스란 정신적 스트레스와는 전혀 별개의 것으로 몸이 받는 부담을 뜻한다.

이렇게 큰 신체적 스트레스를 견디기 위해서는 역시 '젊음'이 필요하다. 출산은 그 자체가 생명을 건 행위이며 이 위험 부담은 나이를 먹을수록 더 커진다. 또한 칼슘이 계속 소모되고 보디 엔자임의 소비량도 두 명분이 되기 때문에 당연히 늘어난다. 이와 같이 급격하게 증가한 소비를 보완해줄 미러클 엔자임 역시 젊었을 때는 재생 능력이 높은 상태이지만 나이가 들수록 재생 능력이 떨어진다.

신체의 기능은 나이와 함께 저하되게 마련이다. 이러한 몸에 부담을 주지 않고 남은 인생을 즐겁게 살기 위해서 호르몬 균형의 변화가 오는 것은 아닐까? 즉, 사람이 100세까지 산다고 하면, 그 절반 정도의 나이에 호르몬 균형이 바뀌어 생식 기능을 다하게 되는 것은 우리 몸의 자기방어본능 중 하나일 것이다.

남성의 경우 임신과 출산 같은 신체적 위험 부담이 없기 때문에 생식 능력은 여성보다 오래 유지되는데, 정자의 생산 자체는 건강하기만 하다면 평생 지속된다.

90세가 되어서도 정력적인 예술 활동을 멈추지 않았던 **화가 파블로 피카소는 67세에 막내가 태어났고, 희극영화의 대가 찰리 채플린은 네 번 결혼했는데 73세 때 아들을 보았다.**

물론 나는 고령자에게 아이를 가지도록 권하는 것이 아니다. 내가 말하고자 하는 것은 아이를 가질 수 있는 몸을 유지하는 것이 곧 건강에 직결된다는 점이다. 고령에 아이가 태어난 네 사람의 공통점은 건강한 육체를 가졌고 오랫동안 일을 계속해왔다는 점이다.

물론 엔자임은 성생활에도 크게 관계가 있다. 미러클 엔자임을 소모시키지 않는 생활을 하면 틀림없이 성기능도 오랫동안 유지할 수 있다.

폐경 이후부터 진정한 해피 섹스

 폐경을 맞은 여성 중 많은 수가 성생활에 저항감을 보이는 경향이 있다. 그러나 임신이 불가능한 것과 성생활은 전혀 관계가 없다.
 물론 폐경이 되면 성호르몬의 분비가 적어지므로 질에 윤기가 부족해지거나 가슴에 탄력이 없어지는 등 여러 가지 신체적인 변화가 나타난다. 그러나 이러한 것들을 부정적으로 받아들이지 말고, 드디어 생리에서 해방되고 임신에 대한 불안에서 벗어나 순수하게 정신적·육체적으로 섹스를 즐길 수 있게 되었다고 긍정적으로 생각하는 것이 좋다.
 남성이든 여성이든 나이가 들어 호르몬 균형이 변하면 성적인 욕구는 떨어지게 마련이다. 그러나 횟수는 적어도 성생활을 즐길 수 있어야 한다.

비아그라와 같은 약에 의존하지 않아도 조금의 노력으로 남성의 기능을 높일 수 있다. **가장 간단한 방법은 섹스하기 약 한 시간 전에 500cc의 물을 마시는 것이다.** 방광에 수분이 차게 되면 전립선이 자극을 받아 발기력이 현격하게 높아진다. 그러나 맥주나 차 종류로는 이러한 효과를 얻을 수 없다. 카페인이나 알코올이 혈관을 수축시키기 때문이다.

"귀찮고 피곤해서……."라며 섹스를 기피하는 남성도 많지만, 정말로 애정이 있는 부부라면 섹스는 결코 피곤한 일도, 소모적인 일도 아니다. 정신적·육체적인 행복감이 사람의 면역기능을 높인다는 것은 의학적으로도 증명된 것이다.

남성에게는 언제까지나 젊음을 유지하고 여성에게 사랑받고 싶은 욕구가 있다. 물론 여성도 늘 아름다움을 유지하고 사랑받고 싶어한다. 이러한 욕구는 건강하게 장수하는 데 꼭 필요한 것이다.

무슨 일이든 그렇지만 빨리 포기하는 쪽이 지는 것이다. "이제 됐어." "더 이상 못해."라고 정신적인 부분에서 단념하면 육체의 노화는 빨리 나타난다.

절대 포기하지 말 것, 이것이 건강하게 장수하는 비결이다.

④ '생명 시나리오'에 귀를 기울인다

모든 생명체는 천수를
누릴 수 있는 구조를 가지고 있다

의학은 최근 100년 동안 비약적인 진보를 이루었다. 그러나 병에 걸리는 사람의 수는 줄기는커녕 해마다 늘어나고 있다. 의학이 정말로 진보하고 있다면 어째서 병에 걸리는 사람이 더 많아지는 것일까?

이것은 현대 의학이 방향을 잘못 잡았기 때문이 아닐까? 현대 의학은 '치료', 즉 질병을 고치는 것에서 출발한다. 이것이 가장 근본적인 실수라고 생각한다. 질병에서 시작하는 것이 아니라, 건강한 상태에서 몸을 파악해 어떻게 하면 건강을 유지할 수 있는가를 생각할 때 '참된 의학'이 성립할 것이다.

내가 식사와 건강의 관계에 대해 진지하게 연구하기 시작한 것은 지금부터 30년 전의 일이다. 당시 나는 미국에서 많은 환자들을 진료하면서 위상·장상이 그 사람의 건강상태를 파악하는 데 아주 좋은 척도이며, 위상·장상을 좋게 하는 것이 건강하게 사는 지름길임을 알게 되었다. 이에 병으로 고통받고 있는 사람을 돕기 위해 대장내시경으로 폴리펙토미(내시경을 이용해 폴립을 절제하는 것) 기술을 개발해 보급에 힘쓰면서, 사람이 병에 걸리는 근본 원인을 계속 찾고 있었다.

수많은 논문을 읽고 환자들의 협조를 받아 임상 데이터를 수집하고, 약의 영향을 내 몸으로 직접 검증하며 야생동물에게서도 많은 것을 배웠다. 그 결과 내가 내린 결론은 **"이 세상을 에워싸고 있는 자연의 섭리(이것을 신의 의지라고 해도 좋을 것이다)를 거스르면 병에 걸린다."**는 것이다.

야생동물은 생활습관병이라는 것이 없다. 물론 여기에는 치료행위라는 게 없는 야생의 세계에서 병에 걸린다는 것은 죽음과 직결되기 때문이라는 이유도 작용한다. 그러나 사람처럼 '미병' 상태의 야생동물이 거의 없다는 것도 사실이다. 야생동물은 왜 병에 걸리지 않는 것일까? 그것은 야생동물이 자연의 섭리를 따르는 생활을 하고 있기 때문이다.

생명체는 원래 건강하게 천수를 누릴 수 있는 구조를 가지고 태어난 것은 아닐까? 처음부터 병에 걸리는 것이 운명으로 정해져 있는 생명체는 없다. 불행히도 선천적인 질환을 가지고 태어나는 경우도 있지만, 이것은 생명의 발생 단계에서 유전적 또는 환경적인 나쁜 영향이 있었기 때문이라고 본다. 이 세상에서 원인 없는 결과는 존재하지 않는다. 원인 불명의 선천적 질환이나 원인 불명의 질병도, 원인이 없는 것이 아니라 아직 밝혀내지 못한 것일 뿐이다.

생명체는 건강하게 살기 위해 필요한 '시나리오'를 가지고 태어나는 것은 아닐까? 나는 이것을 '생명 시나리오'라고 부른다. 한마디로 동물들은 살기 위해 필요한 것을 '본능적으로 알고 있다.'고 말할 수 있다. 즉, 야생동물은 본능적으로 생명 시나리오를 알고 거기에 따라 살고 있는 것이다.

육식동물과 초식동물의 이빨이 다른 것은 바로 '너희들이 먹을 것은 이러한 것들이다.'라는 자연의 섭리의 표시다. 우리 인간의 치아 배열에도 이러한 자연의 섭리가 들어 있다. 즉, 인간도 '생명 시나리오'를 가지고 있는 것이다. 하지만 우리는 오만하게도 그것을 무시한 채 살아가고 있다.

자연의 섭리에 따른 '생명 시나리오'를 무시하고 사는 것은 인간의 끝없는 '욕심' 때문이다. '생각하는 인간'에게 부여된 신의 은총을 잘못 받아들여 스스로를 특별한 존재라고 착각한 인간은, 스스로를 다른 어떤 동물보다 고등한 생물이라고 여기고 다른 동물을 자기 편한 대로 가축이나 애완동물로 지배해왔다.

지금까지 인간이 키워온 문화는 어떤 의미로는 '욕심'의 문화였다. 더 맛있는 것을 먹고 싶다는 욕구를 만족시키기 위해 자연의 섭리에 따른 식사의 범주에서 벗어나고, 더욱 편리한 생활을 좇아 여러 가지 문명의 이기를 만들어내면서 자연을 파괴해왔다. 더 쉽게, 더 많이 작물을 키우고 싶다는 욕심은 농약을 만들어내고, 토지나 돈을 더 많이 소유하려는 욕심이 전쟁을 일으켰다.

지금의 사회는 이렇게 인간들이 끊임없이 좇아온 '욕심'과 '편리함'의 대가를 병이라는 형태로 지불하고 있는지도 모른다.

하지만 이제 서서히 현대 의학의 연장선상에는 참된 건강이 없다는 사실을 깨달을 때다. 우리 인간도 자연의 일부다. 자연의 일부로서 건강하게 살아가기 위해서는 자연의 섭리에 몸을 맡겨야 한다. 자연의 섭리에 몸을 맡긴다는 것은 우리 스스로가 가지고 있는 '생명 시나리오'에 귀를 기울이는 것이다. 비만한 사람이 기아감을 느끼는 것은 필요한 영양소가 부족하기 때문이다. 설사나 변비로 고생하는 것은 몸에 맞지 않는 음식을 먹고 있기 때문이다. 그리고 병에 걸리는 것은 생명 시나리오를 무시한 결과다.

따라서 미래의 의학은 병을 무조건 약이나 수술로 제거하는 의학이 아니라, 자연의 섭리로 되돌아가 생명 시나리오에 귀를 기울이고 그 사람이 가지고 있는 자연 치유력을 일깨워 생명력을 키워 나가는 의학으로 전환해야 할 것이다.

장기별 의학은 의사를 망친다

자연의 섭리에서 무엇인가를 배우고자 한다면 우선 현재의 장기별 의료 시스템을 바꿀 필요가 있다. **장기별 의료는 '나무만 보고 숲은 보지 않는 의료'이다.** 자연에는 혼자 힘으로 이루어진 것이 없다. 모든 것이 서로 영향을 주고받으며 균형을 유지하고 있는 것이다.

최근 '바다를 살리는 숲 만들기'가 화제에 오르고 있다. 이것은 바다에서 갑자기 물고기가 사라진 것을 이상하게 여긴 어부들이 원인을 조사한 결과, 몇 년 전 개발을 위해 산의 나무를 광범위하게 벌채한 것 때문임을 알게 되어, 물고기를 다시 불러들이기 위해 산에 나무를 심게 된 프로젝트다. 얼핏 보면 벌채와 바다의 물고기가 무슨 상관이랴 싶지만 자연의 순환 속에서 둘은 밀접하게 연결되어 있었던 것이다.

사람의 몸도 마찬가지다. 60조 개의 세포의 개별 활동이 혈액·림프의 흐름, 위장의 흐름, 소변의 흐름, 공기의 흐름, 그리고 기의 흐름이라는 5가지 흐름을 매개로 서로 밀접한 관계를 맺으면서 생명활동을 하고 있다.

이러한 흐름을 무시하고 위나 장 등 하나의 장기만으로 문제를 해결하려는 현대 의학은 애초부터 무리가 있는 것이다. 장기별 의학이 이대로 진전된다면 의사의 정의도 바뀌어야 한다. 자신의 전문이 있다고 해도, 그외의 장기와 환자의 건강상태를 전체적으로 보지 못한다면 과연 진정한 의사라 할 수 있을까.

한눈에 보기에도 얼굴색이 나쁜 환자를 눈앞에 두고, 위장 전문의라고 해서 단지 장에 대장내시경을 넣어 폴립이 있는지 없는지 살펴본 뒤 "폴립도 암도 없습니다. 다행이군요." 하고 돌려보내서는 안 된다.

나를 '미국 최고의 위장내시경 외과의'라고 부르는 사람도 있지만 내가 특별한 재능을 가지고 있다고는 생각하지 않는다. 단지 나는 언제나 환자의 몸에서 흘러나오는 소리에 귀를 기울이며 진료에 임하고 있을 뿐이다.

현재 미국에서는 유방암 환자의 대장 검진이 정착되어 있는데, 이것이 나의 연구 발표에서 시작되었다는 사실에 나는 의사로서 자부심을 느낀다. 그때에도 닥터 신야의 훌륭한 발견이라며 주목을 받았지만, 실은 다른 의사들도 여러 환자의 몸 전체를 보면 알 수 있는 것이다.

나는 암환자의 몸속을 보지 않아도 그것을 알 수 있다. 마치 나의 '기(氣)'가 확 빨려들어가는 듯한 느낌을 받는다. 내가 이러한 이야기를 하면 대부분의 의사들은 쓴웃음을 짓는다. 그러나 이것은 단순한 느낌이 아니라 나의 오랜 임상 경험에서 오는 '직감'이다.

한번은 38세의 여성이 자신의 윗배를 손가락으로 가리키며 "선생님, 이 부분에 암이 있어요."라고 호소한 적이 있었다. 확실히 그런 느낌이 들었다. 그러나 그녀는 나에게 찾아오기 전에 몇 군데 병원에서 검사를 받았지만 결과는 모두 '이상 없음'이었다. 나도 내시경을 넣어 세심하게 진찰했지만 암은 보이지 않았다. 하지만, 그 여성이 너무나도 이물감을 호소했던 터라 십이지장에서 쓸개관으로 조영제(X선 촬영 때에 음영을 명확하게 하기 위해 사용하는 물질)를 투입해 X선 검사를 해보았다. 쓸개관은 아주 좁아서 내시경으로는 볼 수 없다. 쓸개관에 조영제를 넣는 검사도 보통은 거의 하지 않는다. 그런데 이 검사로 쓸개관에서 새끼손가락 끝만한 암을 발견한 것이다.

어떤 환자도 위암이 틀림없다며 찾아왔는데, 그 역시 일반적인 내시경 검사로는 이상을 발견할 수 없었다. 그러나 환자가 너무나 이상을 호소해 두 달 뒤 다시 한 번 내시경 검사를 하기로 했다.

두 달 뒤, 과연 위에서 작은 궤양을 발견할 수 있었다. 조직을 잘라 검사해보니 위 점막 아래에 저분화형 암(암세포가 부분적으로 분리되는 정도에 따라 분화도가 높은 암을 고분화도 암, 분화도가 낮은 암을 저분화도 암이라고 한다)이 퍼져 있었다. 저분화형 암은 진행이 빨라 조기 발견이 어렵고 점막 아래에 생기면 내시경 검사로는 거의 발견할 수 없기 때문에 무척 심각하다. 만약 그때 두 달 후의 재검사를 약속하지 않았다면 암은 치명적인 상태로 진행되었을 것이다.

의사가 환자와 대면할 수 있는 시간은 별로 길지 않다. 그 짧은 시간 동안 의사는 온 신경을 집중해 환자의 몸이 내보내고 있는 SOS 신호를 알아차리지 않으면 안 된다.

그러나 아쉽게도 환자의 몸에서 흘러나오는 소리를 들으려고 하는 의사가 점점 사라지고 있다. 철저한 장기별 의료 시스템에 따른 결과다.

다들 경험이 있겠지만 환자는 먼저 진찰을 받을 진료과를 스스로 정해야만 한다. 뿐만 아니라 진찰실에서는 의사에게서 "어디가 아프십니까?"라는 질문을 받게 된다. 그래서 환자가 '위가 아프다'고 하면, 위를 검사해서 이상이 있는지 없는지를 살펴본 뒤 위에 아무런 문제가 없으면 "다행이군요. 이상 없습니다." 하고 돌려보낸다. 환자 쪽에서 검사를 더 받고 싶다는 말을 하지 않는 한 진찰은 거기에서 끝난다. 심지어 어떤 의사는 환자의 말을 무시하고 "생각 탓입니다. 그런 검사는 필요 없어요."라고 말하는 경우도 있다. 그러나 앞에서 언급한 환자들의 예에서도 알 수 있듯이 의사는 환자의 말에 더욱 진지하게 대응할 필요가 있다.

나는 이러한 장기별 의료의 현 상황이 너무나 안타깝고 슬프기 짝이 없다. 이런 시스템에서 과연 제대로 된 의사가 배출될 수 있을지 의문이다. 게다가 이제 인턴 제도까지 폐지되어(우리나라는 인턴 제도를 실시하고 있다 - 옮긴이) 의사면허를 딴 시점에서 자신의 전문을 결정하게 된다. 이것은 전문 이외의 장기를 배울 기회조차 사라진다는 의미다.

내가 근무하고 있는 뉴욕의 병원에서는 검사를 할 때 다른 장기의 검사도 동시에 실시하는 서비스를 하고 있다. 이것은 환자의 불안이나 부담을 줄이려는 의도도 있다. 먼저 위나 장의 내시경 검사 전에 전신 검사를 간단하게 실시한다. 전신의 피부 상태, 혈압, 맥박, 혈중 산소 농도, 갑상선, 림프절, 관절·근육의 이상 유무, 그리고 여성의 경우에는 유방암 검사(물론 환자 본인의 허가를 받는다) 등도 실시한다.

대장내시경 검사 전에 여성에게는 "자궁경부암 검사도 가능한데 함께 받으시겠습니까?"라고 물어본다. 받겠다고 하면 항문에 내시경을 넣기 전에 대장내시경으로 자궁을 먼저 본다. 질 속에

5~8센티미터 정도 삽입하며 검사 시간은 1분도 채 걸리지 않는다. 산부인과에 가서 기구를 넣고 검사할 필요가 없어지므로 환자들은 아주 좋아한다.

나의 전문은 위장이지만 이처럼 자궁 검사나 전립선 검사, 또는 유방암 검사도 실시한다. 그리고 이렇게 해서 얻은 검사 내용은 환자들도 좋아하지만 의사인 나에게도 아주 좋은 공부가 되고 있다.

'오늘 밤의 불고기'보다
'10년 후의 건강'을 선택한다!

나는 환자들이 받은 각종 검사를 통해 많은 것을 배웠다.

예를 들어 유방암 검사라도 그 사람의 식생활 습관을 들으면 식사와 질병의 인과관계를 추측할 수 있다. 유방암에 걸린 사람은 커피를 좋아하고 우유, 치즈, 요구르트 등의 유제품을 자주 먹으며 육식을 주로 하고 있었다. 그리고 이 같은 식사를 하고 있는 사람 중에서 많은 수가 유방암이 발병한 것은 아니지만 가슴의 감촉이 딱딱해지는 '유선증' 증상이 있었다. 즉, 커피, 유제품, 육식과 같은 식생활이 유선증을 초래하며 식생활을 개선하지 않으면 유방암의 발병 가능성이 높아진다는 사실을 알게 된 것이다.

이후 유선증이 있는 사람에게는 반드시 식생활을 개선하도록 권하고 있다. 그들에게 "커피와 유제품, 그리고 육류를 좋아하죠?"라고 물으면 다들 눈을 동그랗게 뜨고 "어떻게 아셨나요?"라고 묻는다. 그리고 지금까지의 임상 데이터를 보여주며 설명을 하면 거의 대부분 순순히 식생활 개선을 받아들인다.

이처럼 나의 경우는 환자의 몸에서 배운 것이 의료의 기본이 되었다. 생활습관의 지도도 기본은 마찬가지다. 유방암의 예방에는 식사의 개선과 함께 유방을 매일 약 5분간 마사지하는 것이 아주 효과적인데 이 역시 임상에서 배운 것이다. 지난 30년간 나의 임상 데이터에서는 혈액이나 림프의 흐름이 정체하기 쉬운 유방을 매일 1, 2회 마사지하는 사람 중에 유방암 환자는 한 명도 나오지 않았다.

유방암을 예방하기 위한 조언을 유방암 전문의들도 하고 있는지 어떤지는 알 수 없다. 어쨌든 나의 조언을 받아들인 환자의 경우 1년 후에 검사했을 때 유방암에 걸리지 않은 것은 물론, 유방의 조직이 아주 부드러워져서 유선증까지 치료된 상태였다.

의사로서 가장 기쁨을 느끼는 순간은 병을 치료하는 것도 명의로 불리는 것도 아닌, 이처럼 발병 가능성이 있는 미병 상태의 사람에게 제대로 된 조언을 해서 건강을 되찾도록 도움을 주었을 때다.

이러한 경험을 쌓아가다 보면 '식사'의 중요성을 매일 통감하지 않을 수 없다. 그러나 요즘 세상은 몸에 해가 되는 식품이 '좋은 것'으로 둔갑해 유통되고 있는 현실이다.

나는 지난 30년간 기회가 주어질 때마다 '식사와 건강의 관계'와 '해로운 음식'에 대해 강조해왔지만, 아직 사람들의 인식은 크게 달라지지 않았다. 게다가 장기별 의료 시스템이 철저해진다면 젊은 의사가 나처럼 임상에서 무엇인가를 배우기란 점점 더 어려워질 수밖에 없다.

앞으로의 의학에 필요한 것은 예방의학이다. 그리고 올바른 예방의학을 확립하기 위해서는 식사에 대한 올바른 지식이 반드시 필요하다. 그러나 이미 기존의 상식에 굳어진 성인의 의식을 바꾸기란 상당히 어려운 일이다. 병에 걸린 상태라면 모르지만 미병의 단계에서는 '10년 후의 건강'보다 '오늘 밤의 불고기'를 선택하는 사람이 많다. 여러분은 부디 '오늘 밤의 불고기'보다 '10년 후의 건강'을 선택하기 바란다.

지금 내가 기대하고 있는 것은 차세대 교육이다. 흔히 교육의 3가지 기둥을 지·덕·체, 즉 지육(智育), 덕육(德育), 체육(體育)으로 꼽고 있지만, 앞으로는 여기에다 '식육(食育)'을 추가해서 사람들이 올바른 식사 지식을 얻을 수 있도록 교육과 의료 방면에서 많은 기회를 마련해야 할 것이다.

현재의 열량 계산과 잘못된 영양학에 기반을 둔 학교 급식은 아주 위험하다. 이러한 의미에서도 학교 급식의 개혁과 어린이를 대상으로 한 식사 교육이 급선무라고 생각한다.

사람이 살아갈 수 있는 것은
미생물 덕분이다

바다에서 죽은 물고기는 어떻게 될까? 해저 깊은 곳을 봐도 물고기의 잔해가 퇴적되어 있는 곳은 없다. 그러면 죽은 물고기들은 어디로 간 것일까? 답은 '사라진다'이다. 바다 속의 미생물이 죽은 물고기를 조금씩 분해하므로 어느 샌가 사라져버리고 마는 것이다.

  우리가 살고 있는 세계는 육안으로는 보이지 않지만 미생물로 가득 차 있다. 깨끗한 공기 속에도 1제곱센티미터 안에 약 4천 마리의 미생물이 있다고 한다. 고도 1만 미터 상공에도, 지하 1만 미터의 세계에도, 물론 바다 속에도 많은 미생물이 있다. 그리고 사람의 장 속에도 '장내 세포'라고 불리는 미생물이 살고 있다. 즉, 우리 인간은 미생물과 함께 살고 있는 것이다.

사람의 장 속에는 300여 종, 약 100조 개의 장내 세포가 살고 있다고 한다. 이 세포들은 그냥 장 속에서 가만히 있는 것이 아니라 우리를 위해 아주 많은 일들을 해주고 있다. 그 중 가장 중요한 것이 **생명력의 근원인 엔자임을 만드는 일**이다. 장내 세포는 약 3천 종류나 되는 엔자임을 만들어낸다고 한다.

장내 세포에는 '좋은 균'과 '나쁜 균'이 있다. 유산균과 같이 사람에게 좋은 작용을 하는 것을 '좋은 균', 물질을 부패시키거나 사람의 몸에 해를 끼치는 무엇인가를 만들어내는 균을 '나쁜 균'이라고 한다.

좋은 균은 한마디로 항산화 엔자임을 가지고 있는 균이다. 이들은 장내에 프리래디컬이 발생하면 스스로 죽어서 체내의 항산화 엔자임을 만들어내어 프리래디컬을 중화시킨다.

장내에는 융모라고 하는 작은 돌기가 빽빽이 돋아 있는데, 이 융모의 돌기 사이에는 좋은 균인 유산균이 들어가 있다. 그리고 융모 안에서는 면역 시스템과 관계 있는 백혈구나 NK세포(자연살해세포) 등이 나오는데, 이들은 이종 단백질이나 세균, 바이러스나 암세포 등의 이물질과 싸울 때 대량의 프리래디컬을 발생시킨다. 이때 유산균은 프리래디컬을 제거하는 활약을 하는 것이다.

그리고 이것은 나의 가설이지만, 좋은 균이 부족하거나 아니면 어떤 이유로 완전히 중화되지 못한 프리래디컬이 아주 예민한 융모에 염증을 일으켜 융모를 파괴시키는 것이 궤양성 대장염이나 크론병이 아닐까 생각한다.

한편 나쁜 균은 소화되지 못한 물질 등을 파괴 또는 붕괴시키는 작용을 하므로 일반적으로는 유해균으로 취급받고 있지만, 소화되지 못한 물질을 빨리 체내에서 배출시키기 위해 이상발효를 일으켜 유독 가스를 발생시키고 장을 자극해서 가스나 대변의 배출을 재촉한다고도 생각할 수 있다.

따라서 장내 세포는 좋고 나쁨이 그렇게 확실히 구분되는 것은 아닐 것이다. **나쁜 균도 필요하기 때문에 우리 몸속에 살고 있는 것이 아닐까?**

사람에게 이익을 가져다주는 것을 '좋은 균', 독이 되는 물질을 만들어내는 것을 '나쁜 균', 그외에 이롭지도 해롭지도 않은 균을 '중간균'이라고 부르는데, 이것은 너무나 제멋대로인 분류 방법이다. 중요한 것은 전체적인 균형이다. 단백질처럼 우리 몸에 꼭 필요한 영양소라도 지나치게 섭취하면 몸속에서 독이 되듯이, 나쁜 균도 너무 많아지면 문제가 되지만 건강 유지를 위해서는 없으면 안 되는 세균이라고 할 수 있다.

장내 세포의 균형은 무척 예민하다. 그리고 미생물은 상당히 약한 생물이다. 환경에 좌우되기 쉽고 번식에 적합한 환경이라면 단번에 몇천 배 또는 몇억 배도 늘어날 수 있지만, 환경이 나쁘면 즉시 죽어버린다.

또한 중간균은 주변에 좋은 균이 많이 있으면 항산화 엔자임을 내는 균이 되지만, 주변에 나쁜 균이 많으면 반대로 산화효소를 배출해 나쁜 균으로 변하는 불명확한 성질을 가지고 있다. 즉, 다수파의 영향을 받는 것이 중간균이다.

우리는 나쁜 균을 괜히 싫어하지만 나쁜 균이 늘어나는 장내 환경을 만드는 것은 다름 아닌 우리 자신이다. 자신의 좋지 않은 식생활, 나쁜 생활습관은 내버려두면서 미생물을 탓할 수는 없다. 중간균이 나쁜 균이 될지 좋은 균이 될지는 우리의 습관에 따라 결정되기 때문이다.

좋은 균이 늘어나기 쉬운
장내 환경을 만들자

엔자임은 생물이 살아가기 위해 꼭 필요한 것이지만 우리 몸이 스스로 만들어낼 수 있는 엔자임의 양은 정해져 있다고 한다. 그리고 **엔자임이 다 소모됐을 때 인간의 생명도 끝나고 만다.** 따라서 '미러클 엔자임 = 생명력'이라고 해도 틀린 말은 아닐 것이다.

그런데 이처럼 중요한 엔자임을 가장 많이 소모시키는 것이 바로 프리래디컬이다. 현대사회는 프리래디컬이 발생하기 쉬운 환경이다. 스트레스, 대기오염, 자외선, 전자파, 세균이나 바이러스 감염, X선이나 방사선에 접촉했을 때도 프리래디컬이 발생한다.

그러나 프리래디컬의 발생 원인 중에는 이러한 외적 요인 외에 자신의 의지로 막을 수 있는 것도 많이 있다. 음주나 흡연 습관, 식품 첨가물이나 산화된 음식물 섭취, 약 복용 등이 대표적이다. 이러한 원인으로 인해 소모되는 엔자임의 양은 막대하므로 의식적으로 줄이는 노력을 하지 않으면 반드시 병에 걸리고 말 것이다.

사람의 몸속에 있는 엔자임의 양이 애초에 정해져 있다면 의지할 것은 엔자임을 만들어낼 수 있는 장내 세포밖에 없다. 항산화 엔자임을 가지고 있는 좋은 균이 번식하기 쉬운 장내 환경을 만드는 것, 이것이 우리가 할 수 있는 유일한 엔자임 증가법이다.

엔자임이 풍부한 식품을 섭취해야 하는 것도 좋은 균이 번식해서 미러클 엔자임을 만들어내는 원료가 되기 때문이다.

자연환경이 그러한 것처럼 처음에 좋은 것을 몇 가지 쌓아 올리면 자연스럽게 좋은 순환이 만들어진다. 좋은 식품을 먹고 좋은 물을 마시며 좋은 생활습관을 유지하면, 자연히 장내 환경이 개선되고 미러클 엔자임이 풍부하게 만들어져 생명력 넘치는 인생을 보낼 수 있다.

그러나 반대로 한 가지라도 나쁜 습관을 들여서 좋은 순환을 흐트러뜨리면 나쁜 순환이 시작된다. 고기나 유제품 등의 동물성 식품을 즐겨 먹으면 소화흡수가 나빠지고 장내 환경이 순식간에 악화된다. 장내 환경이 악화되면 좋은 균이 줄어들고 중간균은 나쁜 균으로 변해 프리래디컬과 싸울 수 없게 된다. 그리고 소화흡수 능력이 떨어진 장에서는 소화되지 못한 물질이 부패하고, 숫자가 늘어난 나쁜 균은 이렇게 부패한 물질을 영양분으로 삼아 독가스를 계속 만들어낸다.

냄새가 지독한 방귀를 자주 뀌는 사람은 뱃속에서 이러한 악순환이 만들어지고 있는 것이다. 모유를 먹는 아기의 대변은 냄새가 심하지 않은데, 이것은 살아 있는 식품만을 섭취하기 때문이다. 하지만 모유가 나오지 않아 우유를 먹는 아이의 대변에서는 다른 냄새가 난다.

장내의 독소와 대항하기 위해 면역기능도 작용하지만, 전투 결과 발생한 프리래디컬을 중화해주는 좋은 균이 거의 없는 상태이므로 프리래디컬의 활동을 저지할 수가 없다. 이렇게 프리래디컬에 의해 파괴된 장벽에 폴립이나 암이 발생하는 것이다.

건강하게 살려면 식사나 생활습관에 신경을 써서 좋은 장내 환경을 만들어 좋은 순환을 유지하는 길밖에 없다. 좋은 순환이 제대로 시작될 때까지는 어느 정도 노력이 필요하지만, 일단 좋은 순환이 시작되면 한 달에 한 번 정도 육식이나 음주를 해도 그때까지 축적된 미러클 엔자임이 있기 때문에 걱정 없다. 우리 몸에 문제가 발생했을 때 우리를 도와줄 수 있는 것은 자신의 꾸준한 노력뿐임을 명심하자.

농약을 사용한 작물에는
생명 에너지가 없다

 자연계에 있는 것은 모두 하나로 연결되어 서로 영향을 주고받으며 미묘한 균형을 유지하고 있다. 따라서 **사람의 눈으로 볼 때는 '불필요'한 것이라도 자연계에는 '필요'한 것이 있다.**

 흔히 농작물을 키울 때 해충 피해를 방지하기 위해 농약을 사용한다. 그러나 이 해충이라는 말도 어디까지나 사람의 입장에서 갖다 붙인 것으로, 자연계에서는 해를 끼치는 벌레 같은 것은 존재하지 않는다.

 해충이든 사람에게 이로움을 주는 벌레든 농작물에 '벌레'가 생기면 분명 영양소가 늘어난다. 그것이 바로 '키틴·키토산(키틴은 아미노산으로 이루어진 다당류이며, 키틴을 인체가 흡수하기 쉽도록 가공한 물질이 키토산이다)'이다. 키틴·키토산은 게나 새우 껍데기에 함유되어 있는 물질로 알려져 있는데, 벌레의 몸을 덮고 있는 딱딱한 조직도 키틴·키토산으로 구성되어 있다. 그리고 벌레가 식물의 잎에 붙으면 잎에서 '키토나아제'나 '키티나아제'라는 엔자임이 나와 곤충의 다리 끝이나 몸에서 아주 소량의 키틴·키토산을 흡수하는데, 식물은 이것을 자신의 영양소로 사용한다.

이렇게 벌레에서 식물로 흡수된 영양소는 그 식물을 먹은 동물의 생명 유지에 기여하는 것이다. 그런데 이러한 영양의 순환을 끊어버리는 것이 바로 농약이다. 그리고 키틴·키토산 대신 해충에게 사용된 농약이 채소에 흡수되어 그것을 먹는 사람의 건강을 해치는 것이다.

뿐만 아니라 농약은 농작물의 에너지원인 토양 생물들의 생명도 앗아가고 있다. 농약을 정기적으로 뿌리는 땅에는 지렁이도, 좋은 토양 세균도 살지 않는다. 이렇게 메마르고 생명 에너지가 없는 땅에서는 작물이 자라지 않기 때문에 화학비료를 뿌리게 된다. 그러나 화학약품의 힘으로 작물은 얻을 수 있지만 거기에는 에너지가 없다. 최근 농작물에 함유된 영양소의 양이 매년 줄어들고 있는 것도 이 때문이다.

그러나 현재 농작물에 미치고 있는 인공적인 피해는 농약 때문만이 아니다. 또 다른 문제는 '물'이다. 농업용수는 생활용수처럼 다량의 염소로 소독되지는 않지만, 농약이나 하천 오염, 생활폐수 등의 영향을 받아 여러 가지 오염물질이 들어 있다. 식물이 자라는 데는 많은 양의 물이 필요하다. 그리고 사람의 몸에 들어간 독소도 좋은 물을 마시면 어느 정도 배출된다. 식물도 마찬가지다. 그런데 독소를 정화하는 물 자체가 오염되어 있어 독소는 계속 쌓이기만 하는 것이다.

세 번째 문제는 하우스 재배다. 미국에서는 하우스 농사를 짓지 않는다. 하우스를 사용하는 목적은 해충 피해를 줄이고 온실 관리를 하기 위해서인데, 비닐에 의해 태양광선이 차단된다는 단점에 대해서는 대부분 인식하지 못하고 있다. 원래 식물은 동물처럼 움직이는 활동을 하지 않으므로 자외선을 아주 많이 받게 된다. 자외선을 받은 동식물은 강한 프리래디컬을 발생시켜 산화가 촉진되므로, 식물은 자신의 몸을 지키기 위해 체내에 항산화물질을 대량으로 만들어내는 구조를 갖추고 있다. 이것이 식물에게 많이 함유되어 있는 비타민 A·C·E 등의 비타민류나 플라보노이드, 이소플라본, 카테킨 등의 폴리페놀이다. 이러한 항산화물질은 식물이 자외선을 받을 때 만들어진다. 따라서 비닐 등으로 태양광선을 차단해버리면 식물이 받는 자외선이 줄어들어, 결과적으로 비타민이나 폴리페놀 등 항산화물질의 함유량이 감소한다.

오늘날의 농업은 영양가보다 보기 좋은 상품을 만드는 것이 우선시되고 있다. 자연 속에서 자란 야채는 모양이 제각각이거나 벌레 먹은 구멍이 있는 등 볼품없는 것이 많다. 그러나 대신 '에너지'를 가지고 있다.

하우스에서 키운 호박은 세게 쥐면 손가락이 들어갈 것처럼 무르지만, 노지 재배(원예작물을 자연 환경에서 가꾸는 것)한 호박은 칼로도 좀처럼 갈라지지 않을 만큼 단단하다. **우리는 식품에서 에너지를 얻고 있기 때문에, 그 식품 자체에 에너지가 없으면 아무리 먹어봤자 건강해지지 않는다.** 자연 환경에서 자란 먹을거리를 먹지 않는 사람이 자연 속에서 강하고 건강하게 살아가기는 어렵다.

우리의 건강을 유지시켜주는 것은 평소의 식사다. 이 식사를 어떠한 기준으로 선택하느냐에 따라 우리의 건강상태가 결정된다.

지금은 대부분의 농가가 농약이나 화학비료를 사용하고 있지만, 무농약 재배나 유기농 재배도 꾸준히 늘어나는 추세다. 물론 가격은 일반적인 상품보다 비싸지만 나는 이것을 '생명의 가격'이라 생각한다.

생명을 자라게 하는 것은 생명뿐이다. 생명 에너지를 가진 농작물은 생명 에너지가 있는 땅에서만 자란다. 토양 세균이 건강하면 야채나 과일, 곡물 등이 모두 건강하게 자란다. 그리고 좋은 먹을거리는 우리 몸에 들어왔을 때 장내 세균을 건강하게 해준다.

나는 농약에 오염된 농작물을 먹을 바에야 차라리 유전자변형 농작물을 먹는 편이 훨씬 안전하다고 생각하는 사람이다. 유전자

변형 농작물이란 선천적으로 벌레가 먹기 어렵거나 열매가 많이 열리도록 유전자를 변형시킨 것을 말한다. 벌레가 잘 안 먹으니 농약을 사용할 필요가 없는 장점이 있지만, 대부분의 사람들은 농약보다 유전자변형 농작물에 더 혐오감을 보인다고 한다. 그러나 나는 "둘 중 어느 쪽을 먹을 것인가?"라는 질문을 받는다면, 농약을 사용하지 않고 자란 유전자변형 농작물을 선택하겠다. 그 정도로 농약이 우리 몸에 끼치는 영향은 해로운 것이다.

'사랑'은 면역력을 높여준다

"사람은 빵만으로는 살 수 없다."라고 말하지만, 이것도 자연의 섭리 중 하나라는 것을 나는 많은 환자들을 통해 알게 되었다.

병에 걸린 사람이 어떤 목표를 찾았을 때 병이 기적적으로 회복되는 일이 실제로 있다. 암환자가 극심한 고통 속에서 어떤 일을 계기로 감사하는 마음을 가지게 되고, 그때부터 병이 회복되기 시작했다는 사례는 세계 어느 곳에서나 들을 수 있는 이야기다.

사람은 무한한 가능성을 가진 존재다. 그리고 그 가능성이 열렸을 때 몸속의 엔자임이 활성화되고 그 에너지가 죽음의 문턱에 이른 사람을 회복시키기도 한다. 반대로 아무리 몸이 건강한 사람이라도 항상 부정적인 생각을 하고 자신이 불행하다고 느끼면서 쓸쓸한 인생을 보낸다면 엔자임은 점점 힘을 잃게 된다.

따라서 나는 암을 치료하는 것은 그렇게 어려운 일이 아니라고 생각하게 되었다. 환자 자신이 진심으로 나을 수 있다고 믿고 누군가를 사랑하고 있음을 깨닫는다면, 병을 극복할 수 있다. 사랑하는 손자가 학교를 졸업하고 결혼을 해서 아이가 태어날 때까지 어떻게든 살고 싶다고 마음속 깊이 소망하면, 그 사람은 그때까지 살 수 있다. 얼마만큼 강한 동기를 가지는가에 따라 무한한 가능성이 열리는 것이다.

병을 치유하는 것은 단순히 나쁜 곳을 잘라내거나 약을 투여하는 것이 아니다. 그 사람이 진심으로 행복해질 수 있는 동기를 부여하는 것이다. 따라서 진정한 의미의 좋은 의사란 이러한 동기를 환자에게 제대로 부여할 수 있어야 한다. 그리고 나는 이러한 의사가 되고자 노력하고 있다.

그러면 병을 극복하는 가장 강한 동기를 꼽는다면 무엇일까? 그것은 역시 **'사랑'**일 것이다. 남녀의 사랑, 부모자식 간의 사랑, 우정 등 사랑에도 여러 가지 종류가 있지만, 동기부여나 만족·행복 등은 모두 누군가를 사랑함으로써 생겨나는 것이리라.

건강하게 살아가기 위해서는 사람을 사랑하는 마음이 절대적으로 필요하다. 사람은 혼자서는 행복해질 수 없다. 행복한 인생은 '사랑'으로 가득 차 있다. 부모의 사랑을 받고 친구와 우정을 나누고 사랑하는 반려자를 만나 새로운 생명을 잉태하고 자식을 낳아 사랑을 베푸는 것이다. 이것은 받는 사랑에서 서로 키우는 사랑으로, 그리고 무한정 주는 사랑으로 변해가는 사랑의 진화 과정이기도 하다.

진정한 행복을 느낄 때 면역기능이 활성화된다는 사실은 혈액검사로도 검증되었다. 면역기능을 높이는 것은 미러클 엔자임이므로 행복을 느끼는 사람은 미러클 엔자임의 저장량이 충분하다고도 말할 수 있다.

또한 행복을 느낄 때 신경계는 부교감신경이 우위가 되므로 스트레스가 줄어든다. 스트레스가 줄면 프리래디컬의 발생이 억제되므로 장내의 세포 균형은 좋은 균이 우세한 상태가 된다. 그리고 장내 환경이 좋아지면 이러한 상태가 부교감신경을 통해 뇌의 시상하부로 전달되고 그 정보를 대뇌가 접수해 '아, 행복하다.'라고 다시 실감하는 것이다.

즉, 진정한 행복감이 계기가 되어, '**행복 실감 ➡ 부교감신경 우위 ➡ 스트레스 감소 ➡ 장내 세포 균형 유지 ➡ 부교감신경 우위 ➡ 시상하부 전달 ➡ 행복 실감**'의 행복 사이클이 돌아가기 시작한다.

사람의 몸은 면역계든 호르몬계든 신경계든 간에 어느 한 부분만이 단독으로 움직이는 일은 없다. 이들이 서로 영향을 주고받으며 하나의 사이클로 돌아가기 시작하면 몸 전체가 단숨에 좋은 쪽으로 변화해가는 것이다. 즉, 행복 사이클이 돌아가면 장내 세균도 좋은 환경에서 활성화해 미러클 엔자임을 대량으로 만들어내기 시작하고, 여기에 자극을 받아 온몸의 세포가 활성화된다. **누군가를 사랑함으로써 행복을 느끼는 사람의 자기치유력이 높은 것은 이렇게 행복 사이클에 의해 대량으로 만들어지는 미러클 엔자임이 작용하기 때문이다.**

이처럼 누군가를 사랑하는 것은 우리 인간의 '생명 시나리오'에 쓰여 있는 매우 중요한 항목의 하나다.

모든 것은 '생명 시나리오'에 쓰여 있다

몸을 장기별로 보게 되면 중요한 것을 놓쳐버리는 것과 같이, 사람을 육체만으로 보는 것도 잘못된 것이다. 사람의 몸과 마음은 따로 떼어서는 생각할 수 없는 관계다.

 일 때문에 정신적으로 압박을 받으면 몸은 교감신경이 우위가 되고, 반대로 행복감으로 가득 차게 되면 부교감신경이 우위가 된다. 밤에 잠을 자는 동안 체력이 회복되는 것은 잠을 자면 몸이 부교감신경 우위 상태로 전환되기 때문이다.

 매일 스트레스에 시달리는 사람이 바쁘다는 이유로 몸에 좋지 않은 식사를 계속하면 몸의 균형이 급속도로 깨진다. 병에 이르는 과정은 하나가 아니다. 모든 요인이 서로 연결되어 있다. 정신적 요인, 신체적 요인, 환경적 요인, 이들이 모두 복합적으로 작용해

'나쁜 사이클'이 만들어졌을 때 병에 이르게 된다.

나쁜 식사는 몸속에 대량의 프리래디컬을 발생시키지만, 증오나 질투와 같은 부정적인 감정도 그와 맞먹을 정도로 많은 프리래디컬을 발생시킨다. 따라서 식사나 생활습관을 개선해 나가는 것뿐만 아니라, 정신적으로 평화롭고 안정된 상태를 유지하는 것도 건강한 삶을 사는 데 매우 중요하다.

암환자 중에는 발병 즉시 죽음에 이르는 사람이 있는가 하면 암이 별로 진행하지 않는 사람이 있다. 나는 이 차이가 병에 걸린 사람, 즉 숙주의 체력의 차이라고 생각한다.

암이 전이하거나 재발하는 것도 숙주의 체력이 떨어져 있기 때문이다. 그리고 나는 **체력이란 그 사람이 가지고 있는 미러클 엔자임의 양이라고 생각하고 있다.**

즉, 숙주가 미러클 엔자임을 어느 정도 가지고 있으면 암에 걸려도 악성으로 성장하지 않고, 반대로 미러클 엔자임의 양이 적으면 즉시 악성이 되는 것이다. 그리고 미러클 엔자임이 풍부한 사람은 애초에 암 같은 것이 생기지 않는다.

우주의 크기로 보면 우리 인간은 바이러스에도 미치지 못하는 아주 미미한 존재다. 그리고 우주의 시간으로 생각하면 우리 인간의 일생은 눈 깜짝하는 순간보다 더 짧다. 그러나 이 정도로 짧고 허

무한 존재이기 때문에 더욱 최선을 다해 오래, 그리고 건강하게 살아야 할 것이다. 내가 항상 젊게 살자, 건강하게 살자, 공부하자, 더 많은 것에 흥미를 가지자고 사람들에게 호소하는 것도 이 때문이다.

나는 사람의 생명이 얼마나 보잘것없는지 잘 알고 있다. 그러나 그렇기 때문에 이 작은 생명이 너무나 소중하고 사랑스럽게 여겨진다. 맛있으면 그만, 즐거우면 그만, 편하면 그만이라는 찰나적인 삶의 방식으로 귀중하고 짧은 생애를 단축하는 것은 정말로 아까운 일이 아닐 수 없다.

짧은 인생을 질병으로 고통스러워하며 보낼 수는 없다. 건강하게 사는 방법은 우리 각자의 몸에 '생명 시나리오'로 새겨져 있다. 우선은 우리 몸의 소리에 귀를 기울여야 한다. 그 소리가 들리지 않을 때는 자연에게 배우도록 하자. 자연의 섭리를 보면 지금 우리에게 필요한 것이 무엇인지 알 수 있을 것이다.

자연의 섭리를 겸허하게 받아들여 '생명 시나리오'에 몸을 맡기면, 그 다음은 미러클 엔자임이 굵고 길게 행복한 인생을 살도록 도와준다. 건강을 유지하는 것은 인생의 목적이 아니라 인생을 풍요롭게 살기 위한 아이템 중 하나다. 중요한 것은 건강한 몸으로 자신의 뜻을 펼치며 인생을 사는 것이다.

나는 120년을 산다고 해도 '인생이 짧게' 느껴질 것이다. 하고 싶은 일이 너무나 많기 때문이다. 그것들은 모두 동기를 부여하고 몸의 에너지를 높은 수준으로 유지하지 않으면 실현할 수 없는 것들이다.

  인생은 짧다. 그러니 한 명이라도 더 멋진 인생을 보내야 하지 않겠는가.

| 에필로그 |

엔트로피에서 신트로피로

저는 올해(2006년) 3월로 72세가 되었습니다만, 가끔 동창을 만나면 그들이 칠십 평생을 어떻게 살아왔는지 금세 알 수 있습니다. 완전히 나이가 들어 보기에도 '영감'이 된 친구가 있는가 하면 아직 젊고 건강한 친구도 있습니다. 이러한 차이는 '식습관', '생활습관', '수면', '생활환경' 그리고 '동기부여'에서 생겨나는 것입니다. **우리 몸은 결코 거짓말을 하지 않습니다.** 그 사람이 어떻게 살아왔는지가 전부 몸에 나타나게 되지요.

이 세상의 모든 생물체는 태어난 순간부터 '죽음'을 향해 걸어간다는 말이 있습니다. 확실히 그러한 면이 있을지도 모릅니다. 어떤 생명도 결국 언젠가는 죽음을 맞이하는 것이 자연의 섭리이기 때문이죠.

그러나 죽음으로 걸어가는 속도를 조절할 수는 있습니다. 우리는 스스로에게 육체적, 정신적 스트레스를 강요하면서 그 거리를 불과 40년 만에 갈 수도 있지만, 몸과 마음을 소중히 여기며 배우자나 친구와 함께 경치를 즐기면서 느긋하게 100년에 걸쳐 갈 수도 있습니다. 어떤 길을 선택할지는 개인의 자유입니다. 그러나 어떤 경우에도 마지막 도착 지점은 같습니다. 그렇다면 인생을 느긋하게 즐기는 편이 좋지 않을까요?

여기에 못이 하나 있다고 합시다. 이 못은 언젠가는 녹이 슬어 부스러지고 맙니다. 이처럼 어떤 물질이 파괴 또는 소멸을 향해 진행하는 과정을 '엔트로피'라고 합니다.

엔트로피의 속도는 환경에 따라 크게 변합니다. 염분을 함유한 바다 근처에서는 못이 녹슬기 쉽지만, 이러한 장소에서도 정기적으로 도료나 기름을 발라 코팅을 해주면 녹의 발생을 장기간 억제할 수 있습니다. 이처럼 엔트로피의 속도를 늦추어 재생 또는 소생으로 향하게 하는 과정을 '신트로피'라고 합니다.

모든 생명체에게 '죽음'은 피할 수 없는 숙명입니다. 그러나 자연의 섭리는 엔트로피와 동시에 신트로피의 기능도 생명체에게 부여했습니다. 생물이 그 몸의 일부에서 새로운 생명을 만들어내는 것도 신트로피의 하나로 볼 수 있지요. 동물의 경우 난자와 정자가 결합하여 새로운 생명이 태어납니다. 식물의 경우에는 나무가 썩어도 씨앗이나 뿌리 끝에서 새로운 싹이 자라납니다. 연어와 같은 물고기는 어미가 자신의 생명과 맞바꾸어 새로운 생명을 탄생시키는데, 이것은 바로 엔트로피가 신트로피로 전환되는 순간 그 자체입니다.

엔트로피도, 신트로피도 자연의 섭리입니다.

우리 인간의 몸은 매일 신진대사의 형태로 재생되고 있으며 병에 걸리면 자연치유력이 활동합니다. 이것들이 모두 우리가 가지고 있는 신트로피 기능입니다. 그러나 이러한 신트로피 기능이 정상적으로 작용하기 위해서는 자연의 섭리를 따르는 생활을 해야 합니다. 이것이 이 책에서 소개한 '좋은 식사'와 '좋은 생활습관'입니다.

사람에게는 엔트로피의 흐름을 신트로피로 향하게 하는 힘이 한 가지 더 있습니다. 바로 '정신력'입니다. 이 책에서도 '동기부여'나 '행복'이 건강한 삶을 위해서 얼마나 큰 역할을 하는지 여러 번 반복해서 설명했습니다만, 그만큼 육체의 기능에 작용하는 정신의 힘이 매우 크다는 사실을 강조하기 위한 것입니다.

현대의 장기별 의학에서는 동기부여와 같은 정신력이 몸에 미치는 영향력을 간과하는 측면이 있습니다. 그러나 우리가 젊고 건강하게 살아가는 데 동기부여는 꼭 필요한 요소입니다.

배우나 정치인, 경영자 등 항상 많은 사람들에게 주목을 받고 있는 사

람은 모두 나이보다 젊고 활기차 보입니다. 이것은 '주목받고 있다.'는 의식이 언제나 그 사람에게 동기부여가 되기 때문입니다.

물론 일반 직장인의 경우도 마찬가지라 할 수 있습니다. 얼마 전까지 열심히 일을 했던 사람이 정년을 맞자마자 갑자기 늙어버리거나 병이 생겼다는 이야기를 자주 듣습니다만, 이러한 현상의 가장 큰 원인은 '동기부여의 결여'입니다. 따라서 특별한 취미도 없이 오로지 일만 아는 성실한 사람일수록 이러한 동기부여의 부족이 현저히 나타납니다. 최근에 중장년 남성의 자살이 늘어나는 현상도 이런 이유에서라고 볼 수 있습니다.

만약 여러분이 이 책을 읽고 '좋아, 이제 산화된 음식은 먹지 않겠어.' '유제품을 삼가야겠군.' ' 좋은 물을 마셔야겠어.' '매일 감사하고 행복한 마음으로 살아야지.'라고 생각하게 되었다면, 그 순간부터 여러분은 자신의 몸의 흐름을 엔트로피에서 신트로피로 바꿀 수 있습니다.

물론 그 다음에는 행동으로 옮김으로써 동기부여를 더욱 강하게 해야 합니다. '좋은 것을 먹자.' '좋은 물을 마시자.' '술과 담배를 끊자.'라고 아무리 마음속으로 생각해도 행동이 따라주지 않으면 아무 소용이 없겠지요. 오히려 '결심했는데도 실패했어.'라는 자책감과 성취하지 못한 데서 오는 아쉬움이 동기부여와 행복을 가로막을 것입니다.

중요한 것은 올바른 것을 알고 실천하는 것입니다. 올바른 지식을 갖고 있어도 행동으로 옮기지 않으면 의미가 없습니다.

1996년부터 '성인병'이라고 불리던 질환이 '생활습관병'이라는 명칭으로 바뀌었습니다. 그러나 나는 기회가 있을 때마다 "이것은 생활습관병이 아니라 자기관리 결함병입니다."라고 말합니다. 이미 병에 걸린 사람에게는 이 말이 심하게 들릴지도 모릅니다. 하지만 그들은 올바른 지식을 얻지 못했기 때문에 병이 난 것이므로 사회와 의사의 잘못이라고도 할 수 있습니다.

그럼에도 굳이 내가 '자기관리 결함병'이라고 말하는 것은, 자기관리를 확실히 한다면 질병을 예방할 수 있다는 것을 알리고 싶어서입니다.

조금 전에 환자가 올바른 지식을 얻지 못한 것은 사회와 의사의 책임이라고 했습니다만, 그것도 지금까지는 어쩔 수 없는 일이었습니다. 제가 아는 의사 중에도 암에 걸린 사람이 아주 많습니다. 당뇨에 걸린 의사도 있지요. 10여 년 전 어느 잡지에서 미국 의사의 평균 수명이 58세라는 글을 읽은 적이 있습니다. 즉, 지금까지는 질병의 전문가인 의사조차도 대부분 올바른 지식을 가지고 있지 않았던 것입니다.

이 책은 30만 명이나 되는 환자의 임상 사례에서 얻은 '올바른 정보'들을 담은 것입니다. 하지만 읽는 것만으로는 건강해질 수 없습니다. 여러분의 건강은 여러분의 평소 습관에 달려 있습니다. 좋은 습관을 유지하는 것은 그것이 아무리 작은 것이라도 큰 힘이 될 수 있습니다.

우리 몸의 세포는 부위에 따라 차이는 있지만 대부분 120일 정도가 지나면 교체됩니다. 따라서 저는 '신야 식사건강법'을 처음 시작하는 사람들에게는 먼저 4개월간 열심히 '좋은 식사'와 '좋은 생활습관'을 지속할 것을 당부하고 있습니다. 우리 몸이 원래 가지고 있는 신트로피의 흐름에 도움을 주는 생활을 유지한다면 4개월 만에도 몸은 극적으로 달라집니다.

좋은 식사를 하고 좋은 생활습관을 기르며 좋은 물을 마시고 충분한 휴식과 적절한 운동을 생활화할 때, 그리고 행복감에 충만할 때 우리의 몸은 기뻐하고 건강해집니다. 우리 몸은 우리가 아무리 건강하지 않은 생활을 하더라도 항상 건강해지려고 노력하고 있습니다.

이 책에서 읽은 내용을 행동으로 옮겨 극적인 변화를 실감하는 사람이 많아진다면 의사로서 더 기쁜 일이 없을 것입니다.

신야 히로미

옮긴이 이근아

한국외국어대학교 대학원 일어일문과를 졸업했다. 출판편집자로 오랫동안 일했고 현재는 전문번역가로 활동 중이다. 옮긴 책으로는 《당뇨약 끊을 수 있다》, 《병 안 걸리고 사는 법 2 실천편》, 《아토피 교과서》, 《당뇨병엔 밥 먹지 마라 실천편》, 《당뇨병엔 밥보다 스테이크를 먹어라》, 《병 안 걸리는 식사법》, 《몸 안의 독소를 빼는 쾌변 건강법》, 《당질 제한식 다이어트》, 《음식을 바꾸면 뇌가 바뀐다》, 《성실함을 버리면 병 안 걸린다》, 《지금 있는 암이 사라지는 식사》, 《치매를 산다는 것》, 《상처는 절대 소독하지 마라》 등이 있다.

병 안 걸리고 사는 법

초판 1쇄 발행 2006년 11월 15일
초판 43쇄 발행 2025년 4월 10일

지은이 신야 히로미
옮긴이 이근아
펴낸이 명혜정
펴낸곳 도서출판 이아소

등록번호 제311-2004-00014호
등록일자 2004년 4월 22일
주소 04002 서울시 마포구 월드컵북로5나길 18 1012호
전화 (02)337-0446 **팩스** (02)337-0402

책값은 뒤표지에 있습니다.
ISBN 978-89-92131-03-2 13510

도서출판 이아소는 독자 여러분의 의견을 소중하게 생각합니다.
E-mail: iasobook@gmail.com

레이건 대통령, 더스틴 호프만, 베라 왕, 손정의 등
세계적인 리더의 주치의

미국, 일본에서 30만 명의 위장(胃腸)을 치료한 세계 최고의 위장 전문의가 권하는 굵고, 길게 사는 방법!

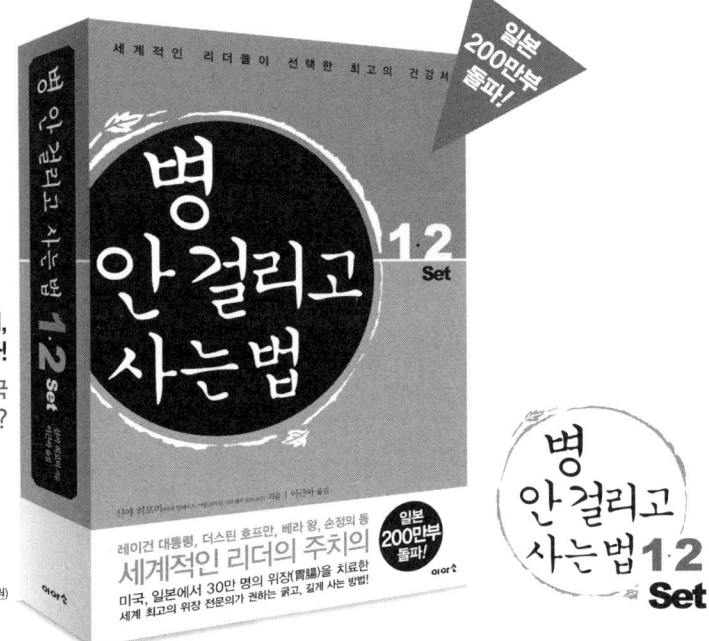

**경이적인 100주 연속 베스트셀러,
200만 부 판매 돌파!**

세계 최고의 장수대국
일본이 왜 이토록 열광하는가?

MBC 뉴스투데이, 조선일보, 한겨레신문, 문화일보, 한국경제, 서울경제 등 언론에서 극찬한 도서!

국내 온, 오프라인 서점 건강 베스트 1위!

건강에 대한 생각을 혁명적으로 뒤바꿔놓을 책! 저자가 세계적인 리더들의 신뢰를 받고 있는 이유를 보여준다! – 소프트뱅크 회장, 손정의

문명은 인간의 한계에 도전하는 과정이었다. 이 책은 '인간 수명의 한계에 도전'하는 귀중한 기록이다! – 노벨 물리학상 수상자, 에사키 레오나

신야 히로미는 암 재발률 0%, 단 한 명의 환자에게도 사망진단서를 발급하지 않은 세계 최고의 위장전문의로 미국 위장내시경 학회 특별상과 2004년 동 학회 최고상을 수상했다. 세계 최초로 대장내시경 삽입법을 고안해, 개복 수술을 하지 않고 대장내시경에 의한 폴립 절제에 성공해 의학계에 크게 공헌했다.

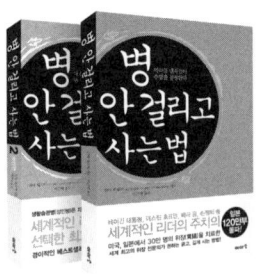

TEL. 337-0446 FAX. 337-0402